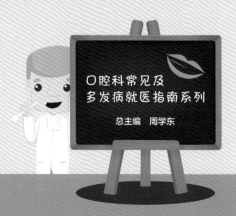

口腔科常见及
多发病就医指南系列

总主编 周学东

口腔颌面部肿瘤

就医指南

主　编　郭传瑸

副主编　李龙江　王佃灿

U0212258

人民卫生出版社

·北京·

图书在版编目（CIP）数据

口腔颌面部肿瘤就医指南 / 郭传瑸主编 . —北京：
人民卫生出版社，2020.11
　ISBN 978-7-117-30831-1

　Ⅰ. ①口…　Ⅱ. ①郭…　Ⅲ. ①口腔颌面部疾病 – 肿瘤
– 诊疗 – 指南　Ⅳ. ①R739.8–62

中国版本图书馆 CIP 数据核字（2020）第 209908 号

人卫智网　www.ipmph.com	医学教育、学术、考试、健康， 购书智慧智能综合服务平台	
人卫官网　www.pmph.com	人卫官方资讯发布平台	

口腔颌面部肿瘤就医指南
Kouqiang Hemianbu Zhongliu Jiuyi Zhinan

主　　编：郭传瑸
出版发行：人民卫生出版社（中继线 010-59780011）
地　　址：北京市朝阳区潘家园南里 19 号
邮　　编：100021
E - mail：pmph @ pmph.com
购书热线：010-59787592　010-59787584　010-65264830
印　　刷：北京顶佳世纪印刷有限公司
经　　销：新华书店
开　　本：710×1000　1/16　印张：11
字　　数：157 千字
版　　次：2020 年 11 月第 1 版
印　　次：2020 年 12 月第 1 次印刷
标准书号：ISBN 978-7-117-30831-1
定　　价：79.00 元
打击盗版举报电话：010-59787491　E-mail：WQ @ pmph.com
质量问题联系电话：010-59787234　E-mail：zhiliang @ pmph.com

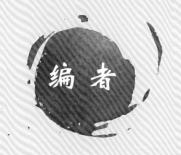

编 者

（以姓氏笔画为序）

于　尧　北京大学口腔医院

王　洋　北京大学口腔医院

王佃灿　北京大学口腔医院

李　一　四川大学华西口腔医院

李龙江　四川大学华西口腔医院

张　彬　北京大学肿瘤医院

张　雷　北京大学口腔医院

张海林　湖南省肿瘤医院

林李嵩　福建医科大学附属第一医院

尚政军　武汉大学口腔医院

罗海燕　北京大学口腔医院

季　彤　上海交通大学医学院附属第九人民医院

郑宝敏　北京大学肿瘤医院

郭玉兴　北京大学口腔医院

郭传瑸　北京大学口腔医院

崔传亮　北京大学肿瘤医院

彭　歆　北京大学口腔医院

葛　娜　北京大学口腔医院

主编助理　牛力璇　北京大学口腔医院

　　　　　杨　榕　北京大学口腔医院

绘　　图　林　婕　张建雅

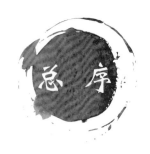

总　序

　　口腔是人体的第一门户,牙是人体最坚硬的器官,承担着咬切、咀嚼、发音、言语、美容、社交等生理功能。人们常说,牙好,胃口好,身体就好。口腔健康是人体健康的重要组成部分。2017年公布的第四次全国口腔健康流行病学调查结果显示几乎人人都存在口腔问题。口腔常见病主要有龋病、牙髓病、根尖周病、牙周病、唇腭裂、错𬌗畸形、牙缺损、牙列缺失、口腔黏膜癌前病损、口腔癌等。口腔慢性病如龋病、牙髓病、根尖周病作为牙源性病灶,可以引起全身系统性疾病;而一些全身性疾病,如血液系统疾病、罕见病等也可在口腔出现表征,严重影响人体健康和生活质量。为提高百姓口腔卫生意识、促进全民口腔健康,我们编写了一套口腔科普图书"口腔科常见及多发病就医指南系列"。

　　本套书一共12册,细分到口腔各专业科室,针对患者的问题进行详细讲解,分别是《牙体牙髓病就医指南》《牙周病就医指南》《口腔黏膜病就医指南》《唇腭裂就医指南》《口腔颌面部肿瘤就医指南》《颜面整形与美容就医指南》《牙种植就医指南》《口腔正畸就医指南》《儿童牙病就医指南》《镶牙就医指南》《拔牙就医指南》《颞下颌关节与面痛就医指南》。主编分别由四川大学华西口腔医院、北京大学口腔医院、空军军医大学第三附属医院、中山大学附属口腔医院、南京医科大学附属口腔医院、中国医科大学附属口腔医院、广州医科大学附属口腔医院的权威口腔专科专家组成。

　　本套书以大众为读者对象,以患者为中心讲述口腔疾病的就医流程和注意事项,以症状为导向、以解决问题为目的阐述口腔疾病的防治,以老百姓的用语、接地气的语言将严谨、科学的口腔医学专业知识转化为通俗易懂的口腔常见病、多发病就医知识。具体有以下特点:①主编为权威口腔院校的知名专家、长期在口腔科临床工作的专科医生,具有多年行医的经验体会,他们在医学科普上均颇有建树;②编写时征询了患者对疾病想了解的相关问题和知识,采取一问一答的形式,以患者关心的角度和内容设问,用浅显的、易于理解的方式深入浅出地介绍口腔的基本知识,以及口腔常见病的病因、症状、危害、治疗、预后及预防等内容;③目录和正文内容均以患者就医的顺序,按照就医前、就医时、就医后编写疾病相关内容;④内容通俗易懂,文字生动,图文并茂,适合普通大众、非口腔专科医生阅读和学习;⑤部分图书配有增值服务,通过扫描二维码可观看更多的图片和视频。

　　编写团队希望读者认识口腔,提高防病意识,做到口腔疾病早预防、早诊治。全民健康从"齿"开始。

总主编　周学东

2019 年 1 月

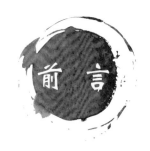
前言

　　癌症，是人类的常见疾病和常见死因。全世界每年新发癌症病例约 1 400 多万。我国约占其中的四分之一，每年近 400 万新发癌症患者，平均每天 1 万余人，有近一半的癌症患者因癌死亡。

　　癌也会发生在口腔。口腔癌是"脆弱"的，它就在口腔里，睁眼可见、触手可及，一个小手术可治愈。口腔癌是"狡黠"的，它在早期阶段，不痛不痒，不影响进食。口腔癌是"凶险"的，当它"茁壮成长，面目狰狞，凶相毕露"时，每年数十万的口腔癌抗争者，或伤痕累累，或"冤屈"病逝。

　　知彼知己，百战不殆。这本《口腔颌面部肿瘤就医指南》，就是介绍口腔癌等常见口腔颌面部肿瘤预防与控制的常识。它既是就医指南，也是科普读物。作为就医指南，引导患者抗争凶险的口腔癌，使他们少走弯路，不走错路，能够找到并配合现代医学专业团队的救治，或痊愈康复，劫后余生；或与瘤相伴，无憾余生。作为科普读物，让更多的人知道癌也会发生在口腔，应早诊断早治疗。

　　本书是"口腔科常见及多发病就医指南系列"中的重要分册和有机组成。口腔颌面部肿瘤的典型代表是口腔癌。透过无数进入手术室的中晚期口腔癌患者的身影，能窥斑见豹，人们对于口腔健康和口腔疾病，依旧听天由命、能忍则忍。我们仿佛能听到来自因口腔癌而病逝的人们的声声呼唤：一定要关心、了解自己的口腔，并以现代科学知识去阐释发生于口腔里的各种现象，用现代科学技术维护口腔的全面健康,定期检查,早诊早治。除了需要自己的关注、维护外,还要依靠专业的帮助、处置。这不仅是口腔健康,还可能是生死攸关的大事。这既是健康的常识,也是科学的素养。

郭传瑸

2020 年 9 月

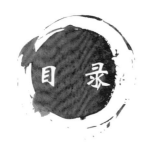

目　录

01

第一章
口腔也会长肿瘤？

02

第二章

口腔颌面部肿瘤是什么样子的？

03

第三章

口腔颌面部肿瘤要看什么科？

04

第四章
怎样才能确诊肿瘤？

05 第五章
口腔颌面部肿瘤治疗前需要什么检查？

06 第六章
挑战肿瘤——外科治疗

09 第九章
肿瘤治疗后怎样恢复？

12

第十二章
牙源性肿瘤

13

第十三章
唇癌、口腔癌、口咽癌和上颌窦癌

14

第十四章
唾液腺肿瘤

15

第十五章
口腔颌面部其他肿瘤

一、头颈部皮肤癌 ... 142

二、淋巴瘤 ... 143

16

第十六章
常用术语

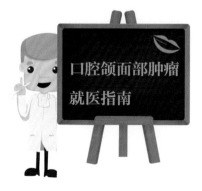

口腔颌面部肿瘤

就医指南

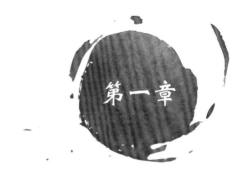

第一章

口腔也会长肿瘤?

一、口腔颌面部是肿瘤好发部位

1. 癌也会发生在口腔?

和身体其他部位一样,人的口腔颌面部,特别是口腔内,也有可能发生癌症。口腔癌是发生在口腔里癌症的统称,是一类能够预防、易于控制,却常被疏忽的致命性疾病。癌症是恶性肿瘤的俗称。

口腔癌是一种常见的恶性肿瘤。因为多数人不知道癌会发生在口腔,不重视口腔里出现的变化,所以口腔发生了癌,不能早期发现、早期诊断和早期治疗。等到肿瘤发展变大了,才不得不到医院就诊。此时的口腔癌往往已是中期甚至是晚期,不仅治愈率低,还会因手术、放疗、化疗造成容貌毁损、语音不清、咀嚼无力、吞咽困难等不良后果,使生活质量变差。

如果知道癌会发生在口腔,养成定期口腔检查的习惯,口腔里出现的变化能及时找专业医生诊治,就有希望早期发现、早期诊断和早期治疗。口腔癌越早发现越早诊断,治疗就越简单,发生并发症的可能性就越低,出现的后遗症也越轻,治愈率也越高。因此,癌会发生在口腔,要提高警惕(图 1-1)。

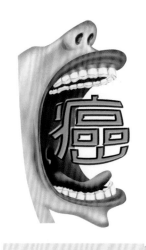

图 1-1　癌会发生在口腔

2. 口腔癌有多常见?

口腔癌,虽然人们少有耳闻,但却是一种常见的恶性肿瘤。

如何判断一种恶性肿瘤是否常见? 可以参阅《五大洲癌症发病》,这是世界卫生组织国际癌症研究机构官方网站共享的癌症发病数据。目前最新版的是 2017 年 10 月 16 日公布的第 11 卷《五大洲癌症发病》,汇集全球 65 个国家 343 个肿瘤登记点 2008—2012 年的癌症发病资料,其中有我国 36 个癌症登记中心汇总的数据。数据显示,我国唇 - 口腔癌的发病率约为 1.2/10 万,男性比女性多见,男性约 1.6/10 万,女性约 0.9/10 万。其中,约超过一半的患者因癌而死亡。可见,唇 - 口腔癌的发病人数与死亡人数并不少。只是与肺癌、乳腺癌等常见肿瘤相比,不足以引起人们足够的重视,从而使能防易控的口腔癌也成为严重危害健康的疾病。此外,由于我国人口众多,口腔癌患者的绝对数字很大,治疗的经济负担很重。

3. 哪类人群更容易患口腔癌?

源于口腔的癌症,绝大多数是鳞状细胞癌,多发生于男性,男女比例约为 2 : 1,多见于中老年人,以 40~60 岁多见。换句话说,中老年男性更容易患口腔癌。不过,这不是一成不变的。20 世纪 80 年代以来,口腔癌患者的年龄似乎有逐渐增长的趋势,其原因可能与整体人群平均寿命的延长有关。

近年来,女性口腔癌患者的增加速度远大于男性患者。1960—1965 年男女比例为 2.82∶1,1993—2002 年缩小至 1.70∶1。根据 2017 年最新发布的《五大洲癌症发病率》的中国数据,2008—2012 年口腔癌男女患病比例为 1.6∶0.9。女性口腔癌患者比例增加的原因不明,可能与有抽烟和饮酒习惯的女性增多有关,也可能与更多女性从事原本只有男性所从事的职业有关。

4. 口腔颌面部会长什么样的肿瘤?

位于口腔颌面部的肿瘤多种多样。这个区域的皮肤、黏膜及其覆盖下的腺体、血管、神经、骨、肌肉等,都可能发生肿瘤,既有良性肿瘤,也有恶性肿瘤。其中的良性肿瘤,以牙源性肿瘤、唾液腺肿瘤多见,如成釉细胞瘤、多形性腺瘤等;其次是纤维组织(皮肤下的组织)、淋巴组织(间叶组织)的肿瘤,如脉管瘤、纤维瘤等。

恶性肿瘤以口腔内黏膜(上皮组织)来源最多,尤其是鳞状上皮细胞癌最为常见,约占口腔颌面部恶性肿瘤的 80% 以上;其次为唾液腺上皮癌。纤维组织及骨组织也可发生恶性肿瘤,如纤维肉瘤、骨肉瘤等。淋巴和造血组织来源的恶性肿瘤,如淋巴瘤、白血病等也可在口腔颌面部发生。

5. 口腔什么地方容易长肿瘤?

在口腔,舌最容易长肿瘤。舌癌是最常见的口腔癌。此外,颊黏膜癌、牙龈癌、口底癌(舌下区)、腭癌、唇癌也很常见(图 1-2)。癌症,即恶性肿瘤,在口腔内、颌面部可以说是无处不在,包括上颌窦、牙槽骨。面部皮肤有时会发生皮肤癌或基底细胞癌。除了恶性肿瘤,口腔颌面部还会发生各种各样的良性肿瘤,多见于牙龈、口腔黏膜、颌骨与颜面部。肿瘤的好发部位可能与地区、气候、种族、生活习惯等有一定关系。

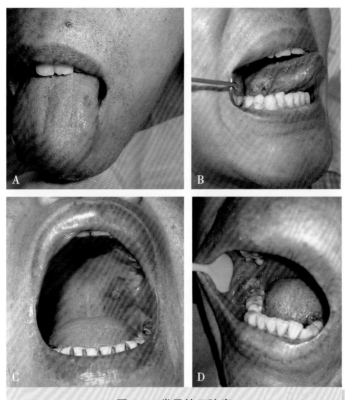

图 1-2　常见的口腔癌

A. 早期舌癌表现为舌黏膜淡红色改变,不痛、不痒,没有症状
B. 典型的舌癌表现为增生、溃疡　C. 腭癌,红斑癌变　D. 牙龈癌增生明显

二、口腔颌面部肿瘤的危险因素

1. 口腔肿瘤会遗传吗?

很多患者及家属担心口腔肿瘤会遗传。可以肯定地说,肿瘤不是遗传病,绝大多数肿瘤不会遗传。

虽然肿瘤发生与遗传因素可能有一定关系,例如大肠癌、乳腺癌、肺癌、卵巢癌、前列腺癌、子宫癌,以及常见于颌面部的神经纤维瘤病、痣样基底细胞癌等,有明显的家族史;但是,一般认为,下一代遗传的不是肿瘤本身,可能是肿瘤的易感性。所谓易感性,是指在环境致癌因素作用下,比一般人群更容易发生肿瘤的倾向。因此,家族中有多人患癌症,其他人可能为易感者。对这些易感者,要定期体检,重点监测,尽可能做到早发现、早诊断、早治疗。

2. 口腔癌会传染吗?

包括口腔癌在内的癌症都不会传染。癌症患者的密切接触者不必担心被癌症患者传染。

有人做过实验,把患癌症的动物与健康的动物长期同笼饲养,没有发现健康动物也患癌。同样地,在医院里,长时间同住一个病房的不同种类的癌症患者,没有发现相互间传染癌症。和不同的癌症患者直接接触的医护人员,也没有被传染癌症。因此,癌症患者无论在家里,还是在社会上,都不必与他人隔离。和癌症患者接触的人,不必顾虑和恐惧被传染。不过,虽然癌症不是传染病,但按卫生防病的要求,在家庭日常生活中,提倡分餐,并且要适当消毒处理患者的用品和排泄物。

3. 人为什么会得肿瘤?

绝大多数肿瘤的病因是不明确的,是抽烟酗酒、环境污染、饮食污染,还是先天遗传,不得而知。肿瘤是机体长期在内外因素作用下,发生基因突变,局部组织细胞的生长失去控制、异常增生而形成的新生物。根据肿瘤的定义,目前可以认为,发生肿瘤的根本原因是机体的内在因素。

4. 与口腔癌有关的一级致癌物有哪些?

与口腔癌有关的一级致癌物是烟草、酒精饮料、槟榔。致癌物就是在一定条件下能诱发人类和动物癌症的物质,是致癌的外部因素。世界卫生组织国际癌症研究机构将致癌物质分为四大类,其中的一级致癌物对人体有明确的致癌性。

烟草含有多种致癌物。酒是癌症的"促发剂"。吸烟可能会诱发肺癌,也可能诱发口腔癌。吸烟人群口腔癌的发生率较非吸烟人群高 2~12 倍,90% 的口腔癌患者都曾有吸烟史。既吸烟又嗜酒者口腔癌发生的可能性会增加 30 倍。

长期咀嚼槟榔可导致口腔癌。各种槟榔制品中含有的槟榔碱,会导致口腔黏膜下纤维化——一种口腔癌前病变,其随时可能会转化成癌症。另外,槟榔较硬,咀嚼时易对口腔黏膜造成机械创伤。单纯咀嚼槟榔可明显促进口腔癌的发生,而同时吸烟的槟榔爱好者发生口腔癌的概率更高。

避开一级致癌物,是预防癌症的关键措施。要预防口腔癌,必须要戒烟、限酒、不咀嚼槟榔。

5. 为什么不吸烟、不嗜酒、不吃槟榔也会得口腔癌?

不吸烟、不嗜酒、不吃槟榔的人不能高枕无忧,也要警惕口腔癌,做到早发现、早诊断、早治疗。这是因为癌症是机体长期在内外致癌因素的作用下,发生基因突变而导致的一种疾病,其根本的原因是机体的内在因素。具体地说,除了一级致癌物等外界因素,内在的遗传因素、免疫因素、精神因素、内分泌因素等,也可能与口腔癌的发生有关。遗传因素已在前面说过。机体免疫状况也是重要的因素。临床上观察到,患有免疫缺陷病的患者更容易发生癌症。进行异体器官移植的患者,由于长期使用免疫抑制剂,其发生恶性肿瘤的概率比一般人高。免疫因素又和人的精神状况密切相关,具有孤独、失望、情绪克制、刻板性格特征的人,癌症发生的可能性较大。

总之,癌症是多因素共同作用导致的疾病。人们除了要做好预防癌症,远离一级致癌物,还要注意控制癌症,做到早发现、早诊断、早治疗。

6. 为什么口腔疾病要及时就诊,不能拖延?

口腔疾病不能小觑,要及时检查,不能拖延。这是因为有的口腔问题可能是癌的诱发因素,有的口腔问题甚至就是癌的早期表现。

以最常见的舌癌为例,为什么舌癌最多发生于舌侧缘的中间区域？这可能和舌侧缘长期受锐利的牙齿残根、牙尖、假牙刺激,产生慢性损伤有关系。这些口腔问题加上长期吸烟、饮酒、咀嚼槟榔,很可能使致癌物质更容易通过受损的黏膜进入原本正常的黏膜细胞,最终诱发癌变。

临床上观察到多数口腔癌患者不重视口腔问题,口腔卫生维护得很差。近年的研究也证实,口腔健康维护的状况和习惯与口腔恶性肿瘤有关。口腔恶性肿瘤患者多牙、缺牙、每年口腔检查少于一次、患牙龈疾病等,明显多于正常人群。因此,要定期口腔检查,发现口腔问题及时诊治,以减少患癌风险,减轻癌的危害。

三、口腔癌的预后

1. 癌症是怎样增长、扩散的?

癌症,也就是恶性肿瘤,一旦在身体的某个部位发生,不仅就地增长、破坏邻近结构,而且还会跑到远处"安营扎寨",成为新的癌灶。医学上把恶性肿瘤就地增长、破坏邻近结构的现象称为侵袭,把恶性肿瘤"跑"到远处发展成新癌灶的现象称为转移。侵袭与转移是恶性肿瘤最主要的特征。因为侵袭与转移，恶性肿瘤不再是局部的问题，而是全身的疾病、致命的威胁。

口腔癌最先出现在口腔，不停地在口腔内增长、变大，不仅破坏口腔内的结构，还可能经淋巴转移到颈部，甚至会随血液到达肺、肝、脑等远处部位。

如果把肿瘤细胞比作"坏人"，"坏人"的数量很快变多，这是恶性肿瘤的特点，专业术语叫异常增生。如果它们拥有"炸药"，可破坏任何结构，这就是侵袭，是恶性肿瘤的特征。如果它们还会顺着"溪流江河"定居，这就是恶性肿瘤经淋巴的区域转移。如果它们有"翅膀"，可以飞到远处"安家落户"，这恰似恶性肿瘤随血液远处转移。

2. 口腔癌能治好吗?

多数口腔癌能治好。目前，口腔癌总体的治愈率是 65% 左右，越早发现、越早诊断、越早治疗，治愈率越高。

得了口腔癌，不要过于紧张，要有战胜疾病的信心，关键是要找专业医生，并按照专业医生的建议，抓紧时间积极治疗。实际上，这些年来，包括口腔癌在内的癌症治疗有了很大的进展，出现了新的有效的治疗手段。特别是早中期的口腔癌，治疗效果很好。中晚期的口腔癌治疗效果虽然较差，但积极的治疗常能控制癌症的发展，治疗后患者的生活质量会有一定的提高。

治疗口腔癌的主要方法有手术、放疗、化疗。此外，还有靶向治疗、免疫治疗、基因治疗等。如果是早期的口腔癌，单独使用手术或放疗均有不错的治疗成效。但中晚期的口腔癌，除了需要手术还需要配合放疗、化疗等方法。中药治疗一般无效，被列为补充治疗，不能作为主要的治疗方法。

3. 为什么口腔癌要早发现、早诊断、早治疗?

疾病，通常是早发现早治疗效果好，口腔癌尤其如此，越早发现、越早诊断、越早治疗，效果越好，治愈率也越高。简单的手术治疗即可治愈 80%~90% 的早期口腔癌；而中晚期口腔癌，尽管历经手术、放疗、化疗等，也仅有 20%~30% 的治愈率。

绝大多数口腔癌发生位置表浅，如果知道癌会发生在口腔，且有定期口腔检查的习惯，应该能够早发现、早诊断和早治疗。但大多数人对口腔癌缺乏认识，不知道癌也会发生在口腔，常把早期口腔癌的溃疡、斑块、肿物等当作"上火"，自行服用"消炎药"，疼痛有所改善，以为有效，几经折腾，等到局部溃烂严重、疼痛明显时，往往已是中晚期，失去了早治疗的机会。

记住：口腔癌发现越早，治疗越及时，治疗效果和手术后的生存质量就越好。

4. 为什么要定期检查口腔？

位于口腔的大多数癌前病变、早期口腔癌是没有症状的，不像影视剧、书本描述的典型癌症，很大、很疼。有的口腔癌位置隐蔽，自己对镜检查看不出来，需要到医院找专业医生就诊，才能早期发现(图 1-3)。

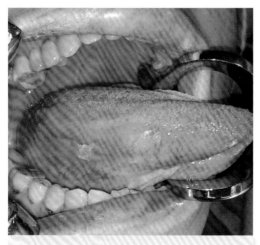

图 1-3 舌腹的癌前病变——白斑

要做到定期到医院进行口腔检查并不是一件容易的事,因为大多数人觉得"没事"查什么,没认识到其重要性。即使知道癌会发生在口腔,也觉得不会发生在自己身上,定期检查似乎没有明显针对性。其实,定期口腔检查有百利而无一害。其主要目的,除了能发现早期口腔癌和癌前病变,还能发现口腔的常见病,例如龋病、牙周病。此外,还能发现一些全身性疾病在口腔的表征,并采取相应的措施治疗这些早期疾病和全身性疾病,以取得最好的治疗效果(图1-4)。定期口腔检查的时限随年龄而异,一般成人每年检查一次。

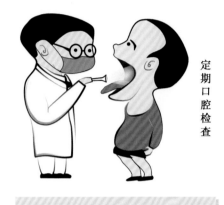

定期口腔检查

图 1-4　应定期请专业医生检查口腔

关注自己的口腔,口腔健康,全身健康!

（郭传瑸）

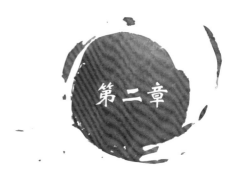

第二章

口腔颌面部肿瘤是什么样子的？

1. 口腔颌面部肿瘤是什么样子的？

位置表浅的口腔颌面部肿瘤，常表现为溃疡、斑块、肿物。位置较深的恶性肿瘤，可能先出现疼痛、麻木等感觉异常，或者张口受限、咀嚼无力、伸舌偏斜、吞咽功能障碍。位置较深的良性肿瘤，一般难以察觉，直到出现外形改变才会被发现。

口腔颌面部肿瘤的样子，不仅因所处位置的深浅而显著不同，更重要的是，还因肿瘤的发展阶段而不同。在早期，无论是哪种恶性肿瘤，患者是感觉不到的，只有肿瘤变大了，破坏了邻近结构，才可能出现疼痛等症状。因此，人们想象的让人痛苦不堪的、要人命的癌是晚期的癌，早期的癌非常"温和"、不知不觉。

癌症虽然多种多样，但口腔颌面部恶性肿瘤越早诊断、越早治疗，治愈率越高。因为这个区域的癌症以口腔黏膜鳞状细胞癌为主，位置表浅，张口可见，触手可及，很多口腔癌能够早发现。之所以不能早诊断、早治疗，很大部分原因是不知道癌会发生在口腔。

2. 通过抽血检查可以诊断口腔癌吗？

目前在人的血液中没有找到与口腔癌相关的特异性指标，也就是说无法通过验血来发现是否得了口腔癌。口腔癌以鳞状细胞癌为主，位置表浅，无需考虑抽血检查。位置较深的口腔颌面部肿瘤，一般借助 CT、MRI、B 超等方法。这些方法称为影像学检查。

在日常体检或临床上，确实有"抽血验癌"之说。这是通过检验血液中的肿瘤标志物，来进行人群筛查、病情监测、疗效评价。例如，甲胎蛋白（AFP）是原发性肝癌的标志物，癌胚抗原（CEA）是胃肠道恶性肿瘤的标志物，前列腺特异抗原（PSA）是前列腺癌的标志物。此外，还有卵巢癌的标志物 CA125、胰腺癌的标志物 CA199。但这些方法都不是用于诊断癌症。

3. 口腔中哪些变化应警惕口腔癌？

口腔中出现下列变化，且 2~3 周没有好转趋势，应警惕口腔癌：

（1）口腔里的新生物，如肿块、结节；

（2）口腔黏膜上白色、红色、黑色、蓝色等斑块；

（3）口腔溃疡、糜烂、出血；

（4）口腔及面部感觉异常，如疼痛、麻木、灼热或干燥感，且原因不明；

（5）口腔功能障碍，例如：吞咽、说话困难或不正常，牙齿松动，咀嚼无力，张口受限，伸舌偏斜等。

显而易见，与肺、胃肠道、肝、胆、胰等身体其他部位的癌症完全不同，只要知道癌会发生在口腔，对镜自我检查或别人帮忙检查，能发现很多早期口腔癌。早期的口腔癌治疗简单、效果很好。

4. 什么样的口腔溃疡可能是口腔癌？

位置固定，不会自愈的口腔溃疡可能是口腔癌。口腔癌的溃疡，用手触摸，有的能感觉较硬或有块状肿物，这是癌向深处侵袭的结果。口腔黏膜出现溃疡，去除可疑病因后，超过2周仍不愈合，应找专业医生检查，排除口腔癌的可能。

绝大多数口腔溃疡是复发性阿弗他溃疡，又名复发性口腔溃疡，它的典型表现为：溃疡周围轻度红肿，溃疡表面黄色，溃疡中央凹陷，疼痛非常明显，简称为"红、黄、凹、痛"（图2-1）。这不是癌症，也不会变成癌。复发性阿弗他溃疡非常常见，反复发作，但是溃疡位置时常变换，也可以多处溃疡，一般1~2周能自愈。

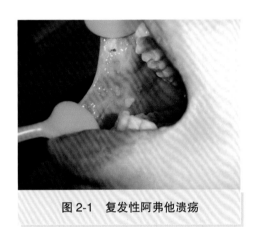

图 2-1　复发性阿弗他溃疡

5. 牙龈上的红色肿物是口腔癌吗？

牙龈上的红色肿物可能是牙龈瘤，也可能是牙龈癌。

牙龈瘤长在牙龈上，常位于两牙之间的牙龈边缘，专业术语叫龈乳头。牙龈瘤常由牙齿的残根、牙石、不合适的假牙等局部刺激因素所致。另外，有些类型的牙龈瘤与内分泌因素有关，例如孕妇容易发生牙龈瘤，即妊娠期龈瘤。去除这些局部刺激因素后，症状明显好转。所以，处理口腔内的问题不能拖延，怀孕前一定要找口腔医生检查口腔。这类牙龈瘤其实不是真正的肿瘤，只是样子像肿瘤，手术切除后容易复发，故名称中仍保留"瘤"字。

牙龈癌的初始阶段可以是牙龈的红色肿物。随着时间的推移、癌症的发展,演变为人们熟悉的、典型的牙龈癌,即菜花状、结节状肿物,肿物表面溃疡状,溃疡表面凹凸不平,边缘外翻似肉芽,质地硬,可有恶臭,溃疡区域的牙松动或者缺失。

6. 拔牙后伤口一直长不好，会是口腔癌吗？

口腔癌可以表现为拔牙后伤口一直长不好(图 2-2)。有些牙龈出血、牙龈肿胀糜烂、牙齿松动是牙龈癌的表现,尤其是局限性的,只有单个或邻近两三颗牙齿范围内的牙龈出血、牙龈肿胀糜烂、牙齿松动。这种情况就像经久不愈的口腔癌溃

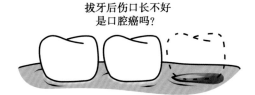

图 2-2　拔牙后伤口经久不愈,要警惕口腔癌

疡。口腔癌的拔牙窝是经久不愈的,拔牙窝里有或多或少的肉芽状或菜花状肿物。

牙周炎是牙齿松动、脱落、拔除的常见原因。多数情况下,牙周炎表现为牙龈出血、牙龈肿胀糜烂、牙齿松动。这种情况下,拔除患牙后,伤口很容易愈合。

下颌第三磨牙(俗称"智齿")所在的区域好发多种疾病,其中包括口腔癌,如黏膜鳞状细胞癌、中央性颌骨癌、黏液表皮样癌等。因此,智齿相关疾病要及时治疗,拔除智齿后伤口经久不愈,应及时诊治。

7. 舌头上的肿物是恶性肿瘤吗？

舌头上的肿物,除了乳头状瘤,也可能是舌癌(图 2-3)。

乳头状瘤好发于口腔黏膜,常波及口、咽、喉等部,多由人乳头状瘤病毒感染所致,表现为口腔或口咽部黏膜表面像乳头样的小突起,表面光滑,质地

中等,白色或浅红色。瘤体较大时,突起的上端可摆动,有时仅出现单个,有时出现多个。

增生是舌癌临床表现中的一种,突出于舌的黏膜表面,典型表现是菜花状,逐渐增大。菜花状肿物的底部可能变硬,这是癌组织向舌的深层浸润。

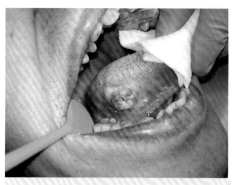

图 2-3　舌头上的肿物——舌癌

舌头上的肿物要及时诊治,不可心存侥幸。即使是良性的乳头状瘤,也有癌变的可能,应该手术切除。

8. 经久不愈的舌头溃烂是癌吗？

经久不愈的舌头溃烂,是舌癌的典型表现。

舌癌是最常见的口腔癌。舌癌的重要临床特点是能早期发现却不能早期诊断和治疗。其原因是人们不知道癌会发生在口腔,误把舌癌的溃疡当作口腔溃疡。舌癌与口腔溃疡有明显的区别,前者不能自愈,会进行性扩大发展;而口腔溃疡可以自愈,换位置复发。

舌癌还易与创伤性溃疡混淆。创伤性溃疡多位于舌的边缘,是被尖锐的牙齿边缘、牙根尖端损伤导致。溃疡面形态与牙齿边缘、牙根尖端相一致。通过磨改牙齿等方法去除引起损伤的因素后,溃疡可愈合。若 2 周后溃疡仍不见好转、愈合,应怀疑舌癌。

9. 舌根有堵塞感是舌根肿瘤吗？

舌根部如果出现堵塞感、疼痛等,应警惕肿瘤的可能。

舌根部是肿瘤的好发部位,有良性,也有恶性;有黏膜鳞状上皮细胞来源的肿瘤,也有唾液腺上皮来源的肿瘤。舌根是口咽部结构,是食物经过的通道,因此该部位长了肿瘤就会影响吞咽,造成吃饭时有堵塞感。如果同时伴有疼痛,长肿瘤的可能性更大。

舌根部肿瘤很难早期发现。口腔其他部位长肿瘤,无论是良性的还是恶性的,常常能看得见或摸得到,而长在舌根部的肿瘤既看不见也摸不着。因此,吃饭时舌根有堵塞感、疼痛等症状,或伸舌受限、偏斜等异常情况,应该去医院找专科医生诊治。

10. 口腔黏膜新出现的斑块,是不是口腔癌?

口腔黏膜上新出现的红色、白色、黑色、黄色、蓝色斑块,如果 2 周以上没有好转,可能是口腔癌,要找口腔颌面外科医生诊治。

口腔黏膜是包括舌、颊部、口底、牙龈和腭部等的黏膜,正常情况下是粉红色的,颜色深浅因位置不同而略有差别。当口腔黏膜新出现红色、白色、黑色、黄色、蓝色斑块等变化时要引起注意。白色病变多数是白斑、扁平苔藓等疾病的表现,这些黏膜病变都可能癌变。引起口腔内黑色斑块的原因是多方面的,其中最需警惕的是恶性黑色素瘤。这种恶性黑色素瘤的黑色斑块多见于硬腭和上颌牙龈,除了颜色改变外,还呈现扁平结节状的肿块,生长迅速。红色斑块多数情况下已经是原位癌状态。腭部、下颌第三磨牙附近区域的淡蓝色变化,可能是黏液表皮样癌(图 2-4)。

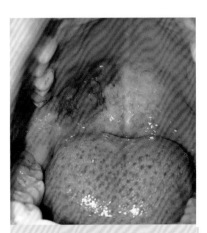

图 2-4 右侧腭部以小血管增生为主要表现的小唾液腺腺样囊性癌,无疼痛感,容易被忽视

11. 牙齿松动会是口腔癌吗？

颌骨肿瘤有可能引起牙齿松动、移位、咬不了东西。引起牙齿松动、移位的颌骨肿瘤，可以是良性的，也可以是恶性的。但是，牙齿松动、移位、咬不了东西，绝大多数情况是由牙周炎引起的。牙周炎非常常见，其引起的这些症状时好时坏，而且常常是双侧同名牙、上下颌同名牙同时受累。颌骨肿瘤长到一定大小会破坏、挤压牙根和 / 或其周边组织，引起牙齿松动移位，呈进行性发展、加剧，不会时好时坏。特别是只有某一颗或相邻的两三颗牙出现松动、移位，而全口其他牙齿却健康、牢固，要及时就诊，拍 X 线片（如全口牙位曲面体层片等），进行初步鉴别诊断（图 2-5）。当然，即使是牙周炎，也应该要找口腔科医生治疗。

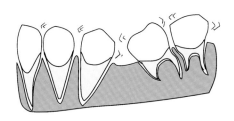

图 2-5　牙齿松动也有可能是口腔癌

12. 嘴唇麻木要警惕癌吗？

如果嘴唇出现不明原因的麻木，要警惕颌骨恶性肿瘤。

负责下唇感觉的神经是三叉神经的一个分支，医学上叫下牙槽神经。下牙槽神经走行在下牙槽神经管里，位于下颌骨内，周边由骨质包裹保护，不会轻易受到损伤。通常的炎症、囊肿、良性肿瘤都不会损伤神经功能而出现麻木的症状。但是，源于下颌骨的恶性肿瘤，例如中央性颌骨癌，不但会破坏颌骨，还会侵蚀神经，导致感觉异常。因此，如果单侧下唇出现感觉异常、麻木，要警惕下颌骨恶性肿瘤。如果麻木出现在上唇或面颊部，同样要警惕恶性肿瘤，如上颌窦癌。

13. 看东西重影，会不会是肿瘤引起的？

看东西重影，将一个物体看成两个物体的现象，医学术语叫复视，可能是肿瘤的症状。

引起复视的肿瘤，往往是恶性肿瘤，除了眼眶肿瘤，还要考虑上颌窦癌。上颌窦癌病情发展迅速，随着病情发展，复视逐渐加重。除了复视，还可能出现同侧鼻塞、鼻出血等鼻部症状，同侧面部隆起、牙痛、牙松动、上唇麻木等症状。

引起复视的原因，除了肿瘤，还可能是其他原因，例如颅内疾病、血管性疾病所致的眼肌运动障碍，因此要及时就诊检查。单纯的复视可先找眼科医生就诊。复视伴有鼻部症状、牙齿症状，可先找口腔颌面外科或耳鼻咽喉头颈外科医生就诊。

14. 面颈部出现隆起或肿块，是肿瘤吗？

面颈部出现隆起或肿块，要警惕肿瘤的可能。

面颈部软组织或面部骨骼（上颌骨、下颌骨）均有可能长肿瘤，造成面部逐渐隆起。其中上、下颌骨肿瘤比软组织肿瘤早期更不容易被发现，原因是颌骨周围有软组织包裹，但随着肿瘤逐渐增大，就会造成面部隆起显示出畸形。如果从小就有面部隆起、不对称，并随着年龄增长逐渐明显，这种情况多为颌骨发育异常或骨纤维异常增殖症。

耳前部的"腮帮子"区域，医学上称为腮腺咬肌区，有一个很重要的器官——腮腺。上颈部靠近两侧下颌骨的下方，医学上称为下颌下区，此区域也有一个很重要的器官——下颌下腺。腮腺与下颌下腺是产生唾液的地方，也是肿瘤的好发部位。这些区域出现肿块，要及时找口腔颌面外科医生就诊，判断是否为肿瘤。

口腔癌、鼻咽癌能转移到颈部，因此颈部出现肿块，也要警惕恶性肿瘤。

15. 肿瘤会导致嘴张不开吗？

口腔颌面部肿瘤会导致嘴张不开或张不大，称为张口受限。正常人最大张口时，能伸进并拢的示指、中指和无名指，上下颌门牙之间约4cm。最大张口小于此数值即为张口受限。

张口受限的原因很多。其中，颞下颌关节（俗称"挂钩"）本身的肿瘤或其他肿瘤（如上颌窦癌、鼻咽癌和颞下窝肿瘤等）侵犯关节、关节周围肌肉时，就会引起张口受限（图2-6）。所以当出现张口受限，且排除了常见的颞下颌关节紊乱病、颞下颌关节脱位、强直等原因外，需要考虑张口受限是否与肿瘤有关。这时应该听从医生的建议，行CT或MRI检查，以免误诊或漏诊。

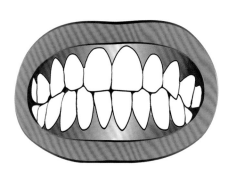

图2-6 张不开嘴是口腔癌的一种表现

16. 口角歪斜是肿瘤恶变了吗？

口角歪斜、鼓腮漏气、闭眼不全等表现，属于面神经功能障碍，简称面瘫。恶性肿瘤的侵袭、破坏可以引起面神经功能障碍。

腮腺咬肌区的肿块多是腮腺肿瘤，多数为良性或交界性肿瘤（介于良恶性之间的肿瘤），例如多形性腺瘤。腮腺良性肿瘤如果不治疗，时间久了，有可能会发生恶性变。恶变的腮腺肿瘤就有可能侵袭、破坏面神经，出现相应的面瘫表现，如口角歪斜、鼓腮漏气、闭眼不全、睁眼无力、额纹变浅等。恶性肿瘤细胞的生长速度远比良性肿瘤细胞快，因此原有肿块突然增大，即使没有出现面瘫现象,也应警惕腮腺肿瘤恶变。

17. 面部"胎记"是不是肿瘤?

多数"胎记"是良性肿瘤或良性病变。"胎记"是皮肤发育时的异常增生,在皮肤表面出现形状和颜色异常的现象。"胎记"可能出生时就有,也可能在出生后几个月才慢慢被发现,可出现在全身各处皮肤,其中面部"胎记"更引人注意。面部"胎记"有不同的颜色,一般可以根据颜色初步判断疾病,如红色"胎记"为血管瘤、微静脉型血管畸形等,黑色"胎记"为黑色素细胞痣等,褐色"胎记"为神经纤维瘤病等。如果面部"胎记"影响美观或有些长期不治疗病情加重者,建议及时就诊治疗。

18. 痣会恶变成癌吗?

痣很常见,痣有可能会变癌。由痣变成的癌是恶性黑色素瘤,或叫黑色素瘤,是一种高度恶性肿瘤。但黑色素瘤未必都是从痣转化而来的。

恶变成癌的痣,其外观表现会有所变化。这些变化可以概括为 ABCDE,分别是几个英文词组的首字母。

A:非对称(asymmetry),色素斑的一半与另一半看起来不对称。

B:边缘不规则(border irregularity),边缘不整齐或有切迹、锯齿等,不像正常色素痣那样具有光滑的圆形或椭圆形的轮廓。

C:颜色改变(color variation),正常色素痣通常为单色,而黑色素瘤主要表现为污浊的黑色,也可是褐、棕、棕黑、蓝、粉、黑,甚至白色等多种不同颜色。

D:直径(diameter),代表直径 >6mm。

E:发展(evolving),代表皮损渐进性隆起。

痣是由痣细胞构成,是棕色或黑色的斑疹、丘疹或结节,一般较小,表面光滑。如果痣突然增大、颜色改变、局部微痒、灼热疼痛、破溃出血或周围出现卫星小点、放射状黑线、黑色素环等时，则恶变的可能性大，应尽早就医（图2-7）。另外，唇、口腔黏膜也会发生恶性黑色素瘤（图2-8，图2-9），因此唇、口腔里出现黑色病变，也要尽早就医。

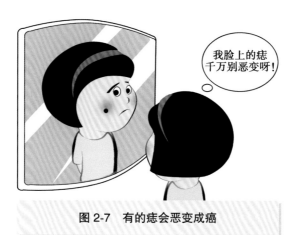

图 2-7　有的痣会恶变成癌

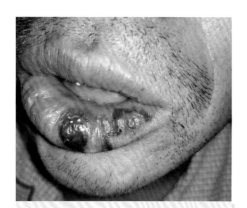

图 2-8　未及时治疗的下唇恶性黑色素瘤

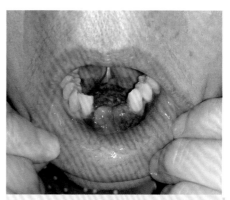

图 2-9　下牙龈恶性黑色素瘤，容易被发现，但治疗易被延误

（林李嵩）

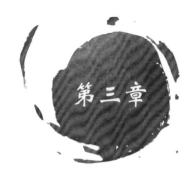

第三章

口腔颌面部肿瘤要看什么科？

1. 口腔颌面部肿瘤要看什么科？

口腔颌面部肿瘤要看口腔颌面外科。口腔颌面外科是诊治口腔颌面部肿瘤的专业科室。有不少综合医院的耳鼻喉科头颈外科也诊治口腔颌面部肿瘤。

口腔颌面外科学属于口腔医学。口腔颌面外科医生是治疗口腔颌面部肿瘤的专业医生。社区医院或综合医院的全科医生或其他学科的医生，可能不熟悉口腔颌面部肿瘤。口腔颌面部肿瘤以手术治疗为主。这类手术有些特殊，常需要妥善处理唾液腺、面神经、牙与颌骨等特殊结构，因此需要找口腔颌面外科医生处理。

2. 口腔科也做手术？

口腔科确实会做手术。在大型综合医院、口腔专科医院，一般设置有口腔颌面外科。口腔颌面外科医生专门做口腔颌面部手术，其中包括口腔颌面部肿瘤手术。因此,确切地说,是口腔科中的口腔颌面外科医生,做口腔肿瘤相关的外科手术。

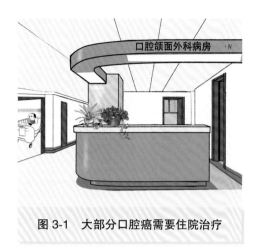

图 3-1 大部分口腔癌需要住院治疗

拔牙是最常见的口腔手术,一般在口腔科门诊完成。而口腔颌面部肿瘤手术,特别是口腔癌,多数需要全麻和住院治疗(图 3-1)。怀疑有口腔颌面部肿瘤的患者,最好去设有口腔颌面外科的医院。如果患者知道口腔也会发生癌症,并有定期口腔检查、及时诊治疾病的习惯,能足够较早地发现口腔肿瘤,有些早期口腔癌的治疗也可以在门诊完成。

3. 口腔颌面外科看什么病？

口腔颌面外科除了看口腔颌面部肿瘤外,还看唇裂(俗称"兔唇")、腭裂、交通意外造成的面部损伤、骨折(上下颌骨及颧骨骨折等)(图 3-2)。有些患者存在严重的反𬌗(俗称"地包天"或"兜齿"),多数属于咬合关系障碍(牙颌面

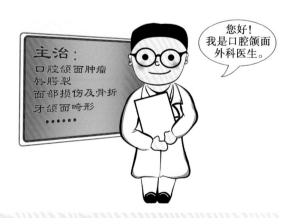

图 3-2 口腔颌面外科的诊治范围

畸形),是由口腔颌面外科医生与口腔正畸科医生共同合作进行治疗的。

口腔颌面外科最主要的治疗方法是手术。在麻醉状态下,医生对口腔颌面部器官组织,包括唇舌、牙齿、骨骼、唾液腺等,进行结构改造、修整。局部麻醉可以实现术区无痛。在全身麻醉下,患者就像是"睡着"了,身体失去知觉,对手术没有感觉。

4. 需要去国外治口腔癌吗?

不建议去国外治口腔癌。如果能真正早发现、早诊断口腔癌,通过简单的手术就有希望获得理想的治疗结果,远赴重洋反而可能会延误治疗。延误诊治的口腔癌,多数需要手术、放疗,治疗后还需要长时间密切随诊、定期复查。当病情变化快速进展时,"远水难解近渴",要想获得及时有效的处理,可能难度较大。

5. 中医中药能治口腔癌吗?

中医中药不能直接治疗口腔癌。口腔癌的治疗以手术切除为主,必要时需要放射治疗,少数还需要化学治疗或其他治疗。

如果能够早发现、及时诊断、及时治疗,绝大多数口腔癌不仅能够治愈,而且没有不良影响,患者可以很快恢复健康,不需要其他治疗。在这个阶段,如果误以为中医中药能治疗口腔癌而耽误了正确的治疗,后果惨重,甚至会付出生命的代价。

6. 口腔颌面部肿瘤网络咨询有帮助吗?

网络医疗咨询是指通过网络平台,患者对医疗相关问题向医生进行咨询。如果网络医疗咨询利用得好,患者可以了解自己的病情,熟悉诊疗的过程,找到信任的医生,从而使诊疗过程更加顺利(图 3-3)。但是,网络咨询不能代替线下的诊断与治疗。因为口腔颌面部肿瘤的诊断需要医生亲自检查患者,还需要影像学检查,组织细胞检查,血液、尿样检查等。疾病治疗以手术为主,需要患者亲临现场。在伤口恢复阶段,需要医生检视伤口后根据具体情况进行处理。仅凭视频、语音等进行诊疗的网络医疗,缺乏面对面交流的信息,

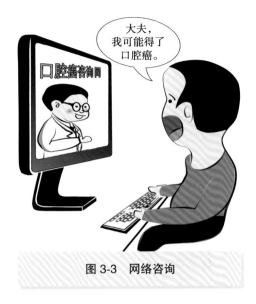

图 3-3 网络咨询

仅仅是粗略的病情预估。即便是病情预估,也要慎重地评估提供网络医疗咨询的人是否专业,以免受骗而延误病情。

7. 口腔科医生可以诊断口腔癌吗?

口腔科医生在口腔癌的筛查转诊、口腔癌治疗前后的口腔健康维护,是不可替代的。因此,如果发现疑似口腔癌的表现,应到口腔专科医院或者综合医院口腔科的口腔颌面外科医生处诊查。医生根据检查和病史,可判断该表现是口腔中的正常结构,还是由牙病引起的,或者是可自愈的口腔溃疡,又或是疑似口腔癌。若疑似口腔癌,应果断活检,明确诊断,尽早切除,以绝后患,不留遗憾。

（郭玉兴）

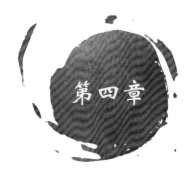

怎样才能确诊肿瘤？

一、活 检 术

1. 什么是活检术？

活检术是为了疾病的诊断、治疗需要，以切取、钳取或穿刺等方法，从患者身体上取出病变组织，用现代科学技术方法，将其制作成薄片并染色，固定在透明的小玻璃片中，然后由专业的医生用显微镜观察，依据细胞和组织的结构、形态等，对病变进行相应的分析、判断，以确定病变是否为肿瘤，以及肿瘤的名称、来源(图 4-1)。相对而言，这是目前在肿瘤诊断中最准确、可靠的方法，因此也被称为肿瘤诊断的"金标准"。

从人体取出的病变组织，专业术语叫标本，可以是细胞，也可以是组织。放薄层病变组织的玻璃片，专业术语叫病理切片。负责分析病理切片的医生就是病理科医生。以活检术后的病理诊断作为主要依据，外科医生就可以制订肿瘤的治疗方案。

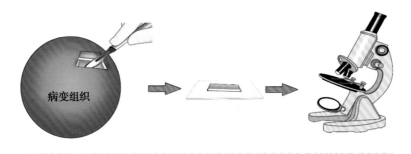

病变组织

图 4-1 确诊肿瘤需要活检术和病理检查

2. 怀疑得了口腔肿瘤,为什么要做活检术?

有的病变看似肿瘤,却不是肿瘤;有的病变不像肿瘤,却恰是肿瘤。肿瘤种类繁多,就像不同的人有不同的性格一样,每一种肿瘤也有各自的"脾气"。不同的肿瘤有不同的治疗方法。例如,同样是恶性肿瘤,同样长在牙龈上,鳞状细胞癌必须要手术治疗,淋巴瘤则以药物治疗为主。所以,在做手术之前,必须要通过活检术以明确诊断。

除了活检术,其他检查方法,例如医生视诊、触诊,或者 X 线片、CT、磁共振等,都仅仅是猜测病变的大致类型、大概性质、大体范围等,无法确切知道究竟是什么肿瘤,必须通过活检术获取病变组织,由病理科医生分析判断,才能有明确的诊断,进而制订最合适的治疗方案。

3. 活检术怎么做?

口腔颌面外科常用的活检术可以分为切取法和穿刺法两种。

切取法较为常用,适用于口腔颌面部大多数浅表肿瘤的诊断。手术一般在局部麻醉、无痛的条件下进行,医生会用手术刀或者活检钳在病变部位切取约黄豆大小的肿瘤组织。如果有定期口腔检查、有病早诊早治的习惯,可能会发现小的疑似病变,可以将其整体切除,即切除活检,无需第二次手术,既明确诊断又治愈疾病。

对于某些部位比较深的肿瘤,切取活检手术破坏大,或可能会造成肿瘤种植(比如腮腺肿瘤),此时可以采用穿刺活检手术,也就是用较细的穿刺针从肿块表面的皮肤刺入肿瘤,抽吸出肿瘤细胞和组织进行病理检查。为了提高穿刺的准确率和安全性,还可以在 B 超、CT 等影像学设备引导下进行。

4. 活检术会使肿瘤扩散吗?

不必担心活检术会使肿瘤扩散。虽然有人认为,口腔黏膜黑色素瘤容易出现全身转移,不宜行常规活检术,但目前没有科学的证据证实活检术能促进肿瘤扩散。

肿瘤分为良性肿瘤和恶性肿瘤,能发生转移的必然是恶性肿瘤。肿瘤的转移是指恶性肿瘤细胞脱离其原发部位,通过血液循环和淋巴系统,到达其他器官继续繁殖生长,形成另一部位的肿瘤。恶性肿瘤的转移过程复杂,机制不清,原因不明。有研究表明,约 50% 的恶性肿瘤患者血液中存在恶性肿瘤细胞,但这并不意味着一定能形成转移癌,大部分癌细胞在机体免疫机制的作用下并不能存活。因此,假设活检手术时,真的有癌细胞"脱落"并进入血液循环,也不一定就是转移、扩散。与活检术相比,肿瘤切除手术的规模更大,手术时间更长,但数千万癌症患者却因此根除了肿瘤,挽救了生命。所以,如果疑似口腔癌或其他恶性肿瘤,该做活检术就做活检术,以明确诊断、尽早治疗,不可犹豫而延误诊治。

5. 除活检外,还能用其他方法确诊癌症吗?

对于大多数肿瘤患者尤其是怀疑恶性肿瘤的患者来说,活检术是必不可少的。活检术后的病理诊断,是目前公认的肿瘤诊断最为准确的"金标准"。

其他的检查方法，包括临床检查、影像学检查（B超、CT、磁共振、PET-CT等），都只能作为辅助检查手段，为判断肿瘤的部位、范围、与周围重要组织器官的关系等提供信息。尽管很多时候这些辅助检查也能提示病变为恶性肿瘤等信息，但都不能像活检术后的病理诊断那样，明确回答是否为肿瘤，是良性的肿瘤还是恶性的肿瘤，以及肿瘤的类型。因此，癌症手术前的明确诊断，主要根据活检术后的病理诊断。癌症治疗前应有活检术后的病理诊断。

6. 为什么有时候需要进行第二次活检？

活检术不能明确诊断肿瘤时，可能是真阴性，病变确实不是肿瘤，也可能是假阴性。根据临床具体情况，还要做第二次活检术甚至多次活检术。

第一次活检术后的病理诊断不是肿瘤有三种可能：①切取的部位不对或者深度不够，有可能切下来的组织中没有包含肿瘤细胞；②已经切取到真正的肿瘤组织，但病变不典型，证据不足，病理科医生无法进行肿瘤的诊断；③疑似病变不是肿瘤。前两种情况属于假阴性，第三种情况是真阴性。因此，活检术后，如果临床判断和病理诊断不一致，一般还需要再次进行活检甚至多次活检。

7. 做活检术疼吗？

做活检术不会有明显的疼痛。

表浅部位病变的活检术通常采用注射麻醉药物的方法，使局部痛觉丧失，实现无痛活检。深在部位病变的活检术，可以采取全身麻醉的方法，使患者在"睡着"的状态下，在不知不觉中完成活检术。全麻下活检术还适合无法配合手术的患者，比如儿童，或者因为病变造成无法张口，医生无法触碰到病变部位的情况。总之，现代医学的局部麻醉或全身麻醉技术能够实现无痛活检。

活检术后,伤口部位可能会有疼痛,但因为伤口比较小,疼痛程度往往较轻,一般可以忍受,必要的时候可以口服止痛药缓解。所以,不必担心活检术后的疼痛问题。

8. 活检术后有哪些注意事项?

活检术是小手术,伤口一般不会很大。手术后大致可以恢复正常的生活,手术当天可以吃饭。如果伤口位于口腔内,应以温凉的软食或者流食为主,不要吃滚烫的、坚硬的食物。

术后的注意事项有三方面:

(1)术后出血:由于肿瘤本身的原因和活检手术的创伤,活检术后的伤口出血是正常的,有的会持续多日。手术刚结束时,医生常会在伤口处放置纱布压迫止血。如果持续出血,能清楚地看见血液不停地流,也不必紧张,用清洁的手或布料稍加压迫即可止血。如果伤口在口腔内,可以咬、含纱布止血,一段时间后,例如半小时到 1 小时就可以止血。

(2)伤口感染:活检术创伤不大,除了深在部位的活检术,不会有后果严重的伤口感染,不需要用抗生素(俗称"消炎药")。

(3)局部疼痛:活检术后一般会有不同程度的疼痛,有的是病变本身的疼痛,可以口服止痛药。

活检术后若出现特别的情况,例如肿胀明显、疼痛剧烈、出血不止、体温骤升,要及时到医院就诊处理。

9. 活检术后等待病理诊断结果需要多长时间?

活检术后,需要对手术获得的标本先进行一定的处理,制作成病理切片,再由病理科医生通过显微镜观察、分析,得出诊断意见。这个过程所需的时间不等,少则三五天,多则两三周的工作日时间。这是因为病理切片制片步骤繁多,每一步处理都需要固定的时间,人为缩短时间会影响切片质量。现在很多医院的病理科都使用全自动组织处理机、全自动染色机等设备,制片流程已经比从前缩短了不少。

病理诊断耗时长的肿瘤可能比较特殊,有的需要先对病变组织进行特殊处理,例如骨性病变组织要脱钙处理后才能制成病理切片;有的病理切片需要辅助采用一些特殊的染色方法,比如免疫组织化学染色等;有的病理切片需要病理科医生集体讨论,集思广益。

活检术后的病理诊断无论时间长短,最关键的是尽可能少误诊。一旦作为"金标准"的病理诊断错了,后继的治疗可能也会跟着出错。所以,病理诊断不能加急,只能耐心等待。

二、病理检查

1. 从我身上切下来的东西，可以自己带走吗？

从患者身上切下来的组织不允许患者自己带走。

国家相关医疗法规强调"所有取自人体的组织,原则上应做病理检查"。病理科医生在显微镜下观察病变的组织和细胞,是目前诊断疾病最可靠的方法。为了避免漏诊、误诊,即使患者觉得自己的病"没什么大事儿",临床医生都有责任将任何可疑的组织送交病理检查。对于肿瘤来说,病理诊断尤其重要,确定了肿瘤的性质和类型后,才能开始治疗。所以,临床医生把取自患者的组织送交病理检查,既是履行国家法律规定,更是对患者负责任。

2. 从我身上切下来的东西，后来到哪儿去了？

　　手术中切取的人体组织叫标本。标本被送到病理科，经过一系列程序，最后埋在石蜡里，制成组织蜡块。从组织蜡块上切下很薄的组织片，染色后做成病理切片，在显微镜下观察病变区域的细胞，从而进行病理诊断(图 4-2)。制片完成后，蜡块里剩下的标本还可以制作很多张切片，进行各种染色，甚至进行基因、分子的检查等，是非常重要的医疗资料。医院有责任为每个患者长期保存组织蜡块和病理切片，国家规定保存期不少于 15 年。

　　一次手术的标本有大有小，小标本可以全部包埋在一个组织蜡块里，大标本就需要病理科医生进行检查和判断，选取有代表性的、对诊断很重要的部

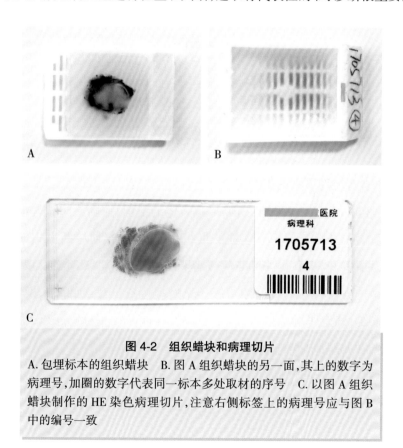

图 4-2　组织蜡块和病理切片
A. 包埋标本的组织蜡块　B. 图 A 组织蜡块的另一面，其上的数字为病理号，加圈的数字代表同一标本多处取材的序号　C. 以图 A 组织蜡块制作的 HE 染色病理切片，注意右侧标签上的病理号应与图 B 中的编号一致

分,做成多个组织蜡块,这个过程叫取材。取材后剩余的标本也不能立刻丢弃,少数情况下可能需要重新检查和取材。国家规定,病理科应短期保存剩余标本,到报告发出 2 周后,才能交由专业机构进行医疗废弃物的处理。

3. 什么是常规切片？

常规切片是用石蜡包埋标本,用伊红、苏木素两种染料染色制成的切片,使组织呈红色和蓝紫色。这是病理科最常用的制片方法。"石蜡切片"和"HE切片"一般也是指常规切片(图 4-3)。H、E 分别是伊红、苏木素两种染料英文名称的首字母。多数病例用常规切片就能确诊。有的病例经观察分析常规切片后,还需加做其他染色或检查才能进行病理诊断。

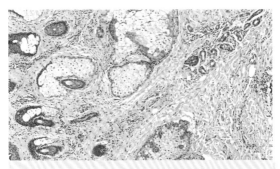

图 4-3　常规切片的显微镜下图像

4. 什么是病理报告？

病理报告是病理科医生用显微镜观察病理切片,分析病理切片中细胞、组织的特点后,为临床医生书写的报告。病理报告最重要的部分是病变的病理诊断,告诉临床医生病变是肿瘤还是其他疾病,如果是肿瘤,是良性肿瘤还是恶性肿瘤。 可见,病理报告好比是法院的"判决书",是非常重要的医疗文件,它告诉临床医生关于疾病的明确诊断,是临床医生决定治疗方法、预测病情发展(对正常组织的破坏性、对器官功能的影响、复发和转移的风险)的依据。口腔颌面部肿瘤有了相应的病理报告,才算有了明确的诊断;反之,没有病理报告,医生回答是什么病的答案,可以认为是一种"猜测",有"猜"对的,也有"猜"错的。因此,一定要妥善保存好病理报告(复印件也可以),并牢记在每次就诊时,都带上病理报告。

5. 病理报告包括哪些内容?

病理报告的内容一般包括基本信息和病理诊断两部分。基本信息指患者姓名、病历号、病变部位、收到标本的日期等,临床医生和患者阅读病理报告时,应该先核对一下这些内容。另外,每份病理报告还能看到病理号和病理科医生的姓名,到病理科借片或咨询病理结果时,如能提供这两项信息,办事效率会更高。病理报告中最重要的内容是病理诊断,比如:是否是肿瘤,是良性的还是恶性的,是哪种类型的肿瘤等。有些手术后的病理报告可能还包括:肿瘤是否侵犯了周围组织,肿瘤是否彻底切除(手术切缘干净),是否有淋巴结转移等。与病理诊断相关的内容还可能包括肉眼所见(或大体观察)和镜下描述,分别记录直接观察标本和显微镜下观察组织、细胞的情况,重点描述与诊断相关的特点。

6. 病理科医生怎样诊断肿瘤?

从患者身上切取的肿瘤组织标本制成病理切片后,交由病理科医生在显微镜下放大数十倍甚至数百倍后观察,分析病变中细胞的形态、排列的方式、生长的特点等,找出诊断某一疾病的蛛丝马迹,与公认的诊断标准逐条对比,排除可能混淆的其他疾病,经过一番细致的观察和缜密的思考后,才能写下病理诊断(图4-4)。在这个过程中,病理科医生个人的经验和分析能力非常重要。因此,病理科医生常被尊称为"医生中的医生"。但前提是患者和临床医

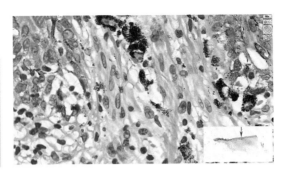

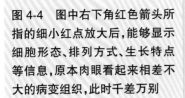

图 4-4 图中右下角红色箭头所指的细小红点放大后，能够显示细胞形态、排列方式、生长特点等信息，原本肉眼看起来相差不大的病变组织，此时千差万别

生要尽可能提供关于病情的全面准确的信息，送检的标本也应该尽可能有代表性。

7. 看不懂病理报告上的医学名词和照片，怎么办？

看不懂病理报告上的医学名词、照片，这是非常正常的，可以向负责治疗的临床医生咨询。

病理报告是非常专业的医学文件，主要用于临床医生和病理科医生之间的交流。临床医生提交病理检查申请和手术标本，病理科医生回复病理检查结果和诊断报告，其中难免使用大量的医学术语。病理报告上的照片一般是病变局部的显微镜下照片，也有些是标本的大体照片，显示病变极少部分的特点，为阅读病理报告的临床医生或病理科医生提供一定的参考。

作为患者最希望知道的是这样一份报告对自己意味着什么：是不是肿瘤？良性的还是恶性的？对自己的身体和生命会有什么影响？该怎么治？这些问题都可以和临床医生讨论。如果报告中确实存在问题，临床医生和病理科医生会及时交流解决。

8. 怎样确定是哪种肿瘤？

为了回答是哪种肿瘤，需要对肿瘤进行分类。肿瘤的分类非常复杂，最基本的分类方法是：①肿瘤的组织学类型，也就是肿瘤组织与哪种正常组织最相似；②肿瘤的生长方式，是良性肿瘤还是恶性肿瘤。不侵犯周围组织的是良性肿瘤，侵犯破坏周围组织的是恶性肿瘤。

多数肿瘤的名称同时也体现了其组织学类型和生长方式，比如：鳞状细胞癌与人体的鳞状上皮组织最相似，能侵犯破坏周围组织；形态类似腺体上皮的良性肿瘤称腺瘤，恶性肿瘤称腺癌。

肿瘤是一大类疾病，每个器官或系统的肿瘤可达几十种，其生长特点和治疗方法不尽相同，确定肿瘤的类型很重要，但有时也很困难。

9. 恶性肿瘤的组织学分级是什么意思？

恶性肿瘤的组织学分级代表了其恶性程度。

癌细胞的"前世"其实也是人体的细胞，成为癌细胞后，若还和正常细胞很相似，被称为高分化或低级别或Ⅰ级，说明恶性程度较低，转移的风险较小。相反，肿瘤细胞形状怪异，排列混乱无序，和正常细胞差异很大，被称为低分化或高级别或Ⅲ级，其恶性程度较高，转移的风险较大。有些肿瘤本身就提示其恶性程度的高低，比如：经典型骨肉瘤的恶性程度很高，而唾液腺的腺泡细胞癌的恶性程度低。诊断这类肿瘤时，就不需要另外分级了。

10. 活检术的病理诊断和大手术后的病理诊断一样吗？

活检术的病理诊断和大手术后的病理诊断可能会不一样。因为一个肿瘤的内部并不是均匀一致的，在显微镜下观察到的不同区域可能差别很大。活检术一般只取病变中的局部组织，供病理科医生观察分析的区域有限，能找到的诊断依据也有限，往往只能对肿瘤的性质进行大致的判断，提出不完全肯定的诊断意见。有的甚至无法提出诊断意见，只能建议再次活检。

大手术切除了整个肿瘤，就可以从肿瘤的不同部位切取多个"大"块病变组织,制成病理切片。此时,供病理科医生观察分析的区域充分,能找到的诊断依据多,诊断往往更加确切、可靠。

显然,活检术的病理诊断和大手术后的病理诊断如果有较大的偏差,以后者作为"金标准"。

11. "冰冻"是什么？

"冰冻"的全称是术中冰冻病理诊断,是一种快速制片、诊断的方法。在手术过程中取下标本,立刻送到病理科,不经过固定液浸泡、组织脱水、石蜡包埋等常规程序,直接把标本在低温下冻成硬块,再切成薄的组织片,经 HE 染色制成冰冻切片,交给病理科医生在显微镜下观察、分析、判断,从而进行疾病的诊断。

术中冰冻病理诊断的优势在于快速,一般能在 30 分钟内发出诊断报告,为正在进行手术的医生提供参考信息,如病变的性质、肿瘤的切缘、淋巴结是否有转移等。

12. "冰冻"为什么偶尔会"不准"？

以大手术后的病理诊断为参照,术中冰冻病理诊断偶尔会"不准"。不过,医生清楚这种局限,能恰当运用术中冰冻病理诊断的信息。可以说,在临床上,术中冰冻病理诊断不仅快速,而且准确,它和大手术后病理诊断的差别主要体现在确诊的精确程度上。这好比人们通过天黑、天亮判断时间相当于术中"冰冻",而分析钟表的时针、分针读取时间类似术后病理。

冰冻病理诊断"不准"既有主观的不足,也有客观的局限,例如标本取样不全面、病理切片不清晰、讨论会诊不充分等。其中,冰冻病理切片不清晰是无法克服的客观因素,也是冰冻病理诊断"不准"的最主要原因。

13. 为什么有的病理报告会延迟？

病理报告延迟最常见的原因是组织标本脱钙和免疫组织化学染色。

病变中如果含硬的骨组织，是无法切成薄片的，必须先泡在酸性溶液里，等标本变软后再进入正常的制作病理切片的程序。将硬组织泡软就是组织标本脱钙。不同骨组织的硬度不同，脱钙需要的时间也不同，短的只需一两天，长的需要一两周。

免疫组织化学染色是在常规切片难以确诊的情况下，进一步检测标本里的蛋白质从而辅助诊断，其染色过程更复杂，至少需要 3~5 个工作日。此外，还有其他一些原因也可能导致病理报告延迟，比如需要重新检查标本和取材、切片质量不佳需重新制片、疑难病例需要会诊等。

14. 什么是免疫组化？

免疫组化是免疫组织化学的简称，用来分析标本中的某些化学成分，从而辅助诊断病变。它的基本原理是抗原抗体反应，一种抗体只和它所针对的抗原（某种蛋白质）结合，利用这个特点可以检测肿瘤细胞中含有哪些蛋白质，从而鉴别肿瘤的类型。另外，一些靶向药物能专门破坏肿瘤生长的关键蛋白质，决定治疗方案前也常用免疫组化的方法检测这类蛋白质。一张免疫组化切片只能检测一种蛋白质。为诊断或排除某种类型的肿瘤，一般要同时检测多种蛋白质。埋在蜡块中的标本可以长期保存，需要时再切成多张组织片，供免疫组化染色用，不必再取活检。

15. 什么是分子病理检测？

分子病理检测主要是指检测肿瘤细胞中基因的改变。

目前已经发现，很多种肿瘤细胞中都有基因异常，而且不同肿瘤细胞中的基因异常也不同。因此，可以针对所怀疑的肿瘤类型检查其相应的基因，从而辅助疑难肿瘤疾病的确诊。分子病理检测不仅用于辅助诊断，有时还可以用来制订治疗方案。例如，使用靶向药物前，常需通过分子病理检测明确患者是否适合这种治疗。分子病理检测的技术方法有很多，比如荧光原位杂交（FISH）、基因扩增、基因测序等。

16. 为什么作为"金标准"的病理诊断也会误诊？

这是因为病理诊断存在很多局限性。首先，绝大多数肿瘤的诊断没有量化的客观指标，也就是无法用有或无，以及数值的大小来诊断，而是依靠病理科医生观察和分析复杂的显微图像，凭学识和经验进行判断。其次，肿瘤是细胞生长失控造成的，往往变化多端，再高明的病理科医生也不可能熟悉所有肿瘤的特点，只能在病理诊断的某一领域有所专长。最后，病理检查局限于送检的标本，并不能代表疾病的全貌，必须结合临床和影像学信息。

"金标准"的意思是"最可靠"，是相对而言的，不可简单地误认为所有的病理报告都能对所有的病变进行百分之百的明确诊断。某些疑难病和罕见病，即使综合多家医院、多名病理科专家的病理会诊意见，也仍然未能有确定的诊断。

17. 如何借病理切片会诊？

借病理切片找其他医院的病理科医生会诊，程序很简单，患者本人或其家属都可以办理。到病理科办理手续时，需要先核对患者信息（至少包括患者姓名和病历号），借片人应出示相应的证明文件（如就诊卡、挂号证、住院病历或病理报告复印件等）。

病理切片是患者的重要医疗资料，医院负有长期保存的责任，为了督促借片人保管好切片并及时归还，一般都要登记联系方式和交纳押金后才能借出。完整归还切片后，押金会全数退还。到其他医院病理科会诊时，要携带相关诊疗资料，特别是就诊医院的病理报告复印件。

18. 如何存放"玻璃片"？

"玻璃片"就是病理切片，是诊断疾病"金标准"的珍贵资料，务必妥善保存，切勿损坏丢失。存放病理切片时，要区分是成品切片还是半成品的"白片"。成品的切片上有封片（表面粘着一层更薄的玻璃片），封片内有已经染色的病变组织。这种成品的切片可以在室温下长期存放，但是要放在安全的地方，远离儿童，防止玻璃片摔碎、挤碎。新近制成的切片（1个月以内）因封片的胶可能未完全干，多张切片不可叠放，否则会粘住，很难分开。如果是半成品的"白片"，切片上的组织发白，没有颜色，表面也没封上，不能直接用来观察诊断，而是供会诊医院按需要再染色用的，要注意别刮坏或蹭掉表面的病变组织。无论是成品切片还是半成品的"白片"，均可室温保存，不用放冰箱。

19. 为什么有的病理会诊要借组织蜡块？

病理会诊时借组织蜡块的目的是从蜡块获得样品，进行免疫组化染色或基因检测等，以明确疾病的诊断或制订更有针对性的治疗方案。

组织蜡块就是包埋标本的石蜡块。送到病理科的标本最终都被做成组织蜡块。蜡块可以长期在室温下保存，维持原有的细胞和组织形态不变。每个组织蜡块都是标准尺寸，但里面标本的形状大小却可能不同，最厚可以是3mm。一个组织蜡块一般只需制作一张4μm厚的常规切片，制片后的组织蜡块里还有不少剩余标本。

有的医院允许出借组织蜡块，但需交押金；有的医院不允许，但可以用存档的组织蜡块切出一定数量的组织片，就是不染色的、半成品的"白片"，同样可供会诊医院做进一步的染色和检测用。

蜡块常温保存即可,石蜡遇热会熔化,但是不超过50℃就没有问题。另外,每种检测方法都会用掉部分标本,用完后就没有材料再做其他检测了,所以组织蜡块是比切片更重要的疾病原始资料。

（王　洋　罗海燕）

第五章

口腔颌面部肿瘤治疗前需要什么检查？

1. 怎样知道癌症是早期还是晚期？

经活检病理检查确诊是恶性肿瘤之后，要通过一系列检查，判断肿瘤的侵犯范围，并按肿瘤的侵犯范围评估肿瘤是早期还是晚期，这就是肿瘤的分期。

临床上，有规范化、国际化的恶性肿瘤分期指南提示肿瘤的范围，称为肿瘤的 TNM 分期。T 指原发肿瘤的大小范围，N 指经淋巴的区域转移，M 指随血液的远处转移。要想知道肿瘤是早期还是晚期，要评估三方面：原发肿瘤、淋巴转移、血行转移。例如，最常见的口腔黏膜鳞状细胞癌，如果已经有远处肺部的血行转移，记录为 M_1，其分期就是四期，可以认为是晚期；如果没有远处转移，而是颈部淋巴结肿大，并被确定为区域淋巴转移，就可记录为 N_1、N_2 或 N_3，其分期就是三期，可以认为接近晚期，有的称为中期；如果既没有血行转移也没有淋巴转移，除非肿瘤特别大，分期一般为一期、二期，可以认为是早期。

2. 口腔癌开始治疗前，为什么还要检查其他部位？

为了评估口腔癌是早期还是晚期，除了检查口腔癌的原发部位，还要检查其他部位是否有癌的转移，有的甚至要检查全身。这些检查可以统称为辅助检查（图 5-1）。辅助检查的依据是口腔癌不仅会侵袭、破坏邻近结构，还能顺淋巴管道转移到邻近区域，沿血液循环转移到远处部位。

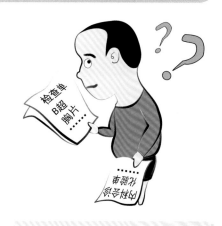

图 5-1　肿瘤治疗前需要一些检查

侵袭、转移是口腔癌的一大特点，所以除了要检查口腔原发肿瘤侵袭邻近结构外，还需要通过辅助检查检查患者颈部有无异常肿大的淋巴结，粗略评估肺、肝、骨骼等其他脏器部位有无转移的迹象。目前还没有任何仪器、设备能发现微小的癌灶，能精确评估口腔癌是否出现了区域淋巴转移或远处的血行转移。

3. 哪些方法可以用于口腔癌治疗前分期？

当前主要以影像学检查的方法评估口腔癌的范围，特别是区域淋巴转移或远处血行转移。影像学检查是借助 X 线、电磁场、超声波、核素扫描等现代科学技术，把人体的内部结构以"影子"、图像的方式呈现出来，使医生能"看到"人体的内部结构，从而评估是否有肿瘤。这些辅助检查方法包括超声、X线片、CT 扫描、磁共振检查、核素扫描、PET-CT 等（图 5-2，图 5-3）。

这些辅助检查方法各有优缺点。如果是微小的，如笔芯大小的癌症，是无法被探测到的。如果癌灶最大径只有 0.5cm，如黄豆粒大小，虽然能被发现，

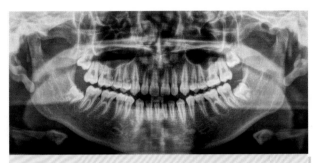

图5-2　全口牙位曲面体层片

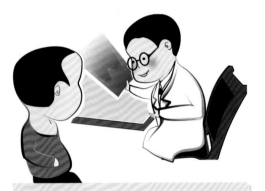

图5-3　在治疗前，需要影像学检查评估肿瘤的范围

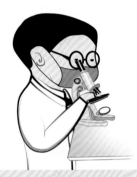

图5-4　在显微镜下才能看见小的癌灶，影像学检查可能会有假阴性、假阳性

但和身体的正常结构、其他良性病变很相似，常会出现假阴性、假阳性（图5-4）。所以，临床医生常常是根据经验与数据，决定是否需要辅助检查。如果需要辅助检查，可能需要多种检查方法，综合考虑各项结果，甚至要多次检查，持续监测，动态观察。

4. 在头颈部肿瘤的诊断中，超声检查有什么用？

超声检查不仅可以判断肿瘤的大小、位置、肿瘤与周围组织的关系，而且有助于评估是良性肿瘤还是恶性肿瘤。超声检查的优点非常明显，无痛苦又无辐射,便捷又价廉,可多次重复检查,对器官、组织、病变进行实时、动态的观察和监测。所以,超声检查可用于肿瘤的诊断,判断肿瘤分期,协助进行介入性诊断与治疗。

头颈部肿瘤超声检查(图 5-5)具有以下优势:①判断病灶在哪一器官;②确定病灶的大小;③鉴别病灶是囊性还是实性;④协助评估病灶的良恶性;⑤对于部分诊断困难的病灶,可进行超声引导下的穿刺活检;⑥随访肿瘤的治疗效果,监测有无复发、转移等。

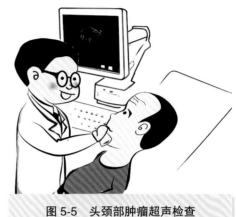

图 5-5　头颈部肿瘤超声检查

5. 超声检查需要注意什么？

头颈部超声检查一般不需特殊准备,但为了方便快捷,检查前应脱去高领上衣,同时为避免干扰超声检查,应取下耳坠、项链、头巾等物品。

有的口腔颌面部恶性肿瘤,例如口腔黏膜黑色素瘤、骨肉瘤、低分化鳞状细胞癌,还需要腹部 B 超检查。检查前一天的晚餐应以清淡软食为主,餐后禁食一夜。检查当日禁食早餐、禁饮水,直到完成 B 超检查。这样做的目的是减轻胃肠内容物对超声波的干扰,同时使胆囊及胆道内有足够的胆汁充盈。如果是泌尿系统的 B 超检查,还要求膀胱充盈,检查当日不排晨尿。

6. 什么是 CT 检查？

CT 是英文 computed tomography 的缩写,它的中文名称是计算机断层扫描。CT 检查是常用的医学影像学检查方法。

CT 检查是一种断面成像,它的检查效果就像切西瓜,而且能从任意方向切,例如横切、纵切、斜切,把西瓜切成薄片后,再一片一片地看,就能知道西瓜的内部结构。所以,CT检查又称为CT扫描。

CT检查非常适合检查肿瘤。大部分肿瘤位于身体的深部,肉眼看不见。比较表浅的肿瘤,如果是恶性肿瘤,因具有侵袭性和转移性,会向邻近的深在部位突进,或者转移到远处的深在部位。所以,人们肉眼能看见的肿瘤,可能仅仅是"冰山一角"。借助CT检查,就能"看到"肿瘤及其周边结构,评估肿瘤的范围及其对邻近组织的破坏情况(图5-6)。

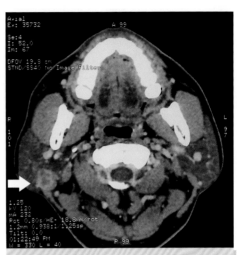

图5-6 CT检查像"切西瓜"一样,能看到身体的内部,图中箭头所指的是腮腺内的恶性肿瘤

7. 为什么有的CT检查前还要注射药物?

注射药物后的CT检查,称为增强CT,注射的药物是造影剂。头颈部肿瘤的检查常用增强CT。

造影剂随血液进入到身体内,在不同部位、不同组织、不同病变的分布量常常不一样。造影剂分布多的部位,在CT影像上较白较亮,专业术语叫密度高;反之,造影剂分布少的部位,在CT影像上较黑较暗,专业术语叫密度低。这样,病灶在人体内就可以被清晰地显示,所以又叫强化CT。

增强CT所提供的信息还可以用来评估肿瘤的良恶性,分析肿物与周围重要血管的关系。注射造影剂的部位常常是表浅的、粗大的静脉血管,例如肘窝处的肘正中静脉。

8. 增强 CT 检查有哪些注意事项？

增强 CT 检查前，应该如实告知医护人员是否为过敏体质，是否正在服用二甲双胍类降糖药，是否有哮喘病史，是否有肝肾功能异常或其他重大疾病。并且，还需注意以下事项：①检查前需要禁食 4 小时，以防检查过程中因为胃肠道反应出现呕吐、误吸等情况；②检查前应多饮水，至少 500mL；③检查时一般需要家属陪同；④检查后即可进食，多饮水，以促进药物尽快排出体外；⑤检查后在 CT 检查室门外观察 30 分钟，若无异常反应方可回家。住院患者可回病房观察 30 分钟，观察期间如有异常反应，应立即告知医护人员。

9. 磁共振成像与 CT 检查有什么不同？

磁共振成像的英文缩写为 MRI，是常见的影像学检查方法，也像切西瓜似的，是断面成像。与 CT 检查不同的是，MRI 是多参数成像，其成像参数主要包括 T1 和 T2 等，可分别获得同一部位的 T1WI 和 T2WI 等多种图像。可以简单地理解为，MRI 不仅能获得任意方向的"西瓜薄片"，还能以不同条件显示"西瓜薄片"，使同一个"西瓜"获得不同样子的"薄片"。就像航拍的城市照片，既有阳光下拍的照片，也有夜幕下拍的夜景照片。无论是人体的正常结构还是各种肿瘤病变，在"阳光"和"夜幕"下会有不同的样子。

头颈部解剖结构非常复杂、精细，MRI 的分辨率高，不仅可清楚显示正常解剖结构，也可显示异常疾病改变，包括病变的形态、位置、范围以及对邻近颌面部软硬组织及颅内的侵犯情况。通过病变内的信号特点可为病变的定性诊断提供更多依据。T1WI 显示的解剖结构较为清楚，T2WI 结合压脂或压水序列可显示病变内含脂或含水的情况。

MRI 的不足是对钙化成分的显示不如 CT，难以对病理性钙化为特征的病变进行诊断。因此，MRI 和 CT 可互为补充检查，提供更多信息，利于病变性质的诊断。

10. MRI 检查需要注意什么?

MRI 检查时,人体处于强磁场环境,因此要特别注意身上的各种金属物品,务必要取下手表、手机、磁卡、钥匙、硬币、纸币等带有金属的所有物品。切勿穿着有金属拉链、纽扣、饰物的衣服,女性患者不能穿戴有金属圈的内衣。但各种医用植入物要区别对待。带有心脏起搏器或体内有铁磁性物质的患者,不能进行 MRI 检查。身体内有血管支架、金属钉、人工关节等金属物质的患者,需医生确认安全后,方可进行检查。除少数不锈钢全冠、正畸装置外,大部分口腔科材料能进行 MRI 检查。有幽闭恐惧症的患者不适宜进行 MRI 检查。此外,MRI 检查时间较长,而且要保持身体不动,自制力较差的儿童需要用镇静药才能配合完成。

11. 什么是 PET-CT 检查?

PET-CT 检查是最近研发的敏感的较昂贵的影像学检查方法。PET-CT 的中文名称是正电子发射断层扫描 - 计算机断层扫描。

PET-CT 除了可以与普通 CT 一样显示人体器官结构的断层影像,还可以显示人体各部位的代谢影像。癌细胞新陈代谢活跃,会在图像上呈现"光点"。因此,PET-CT 能够发现比较早期的、微小的肿瘤病灶(0.5cm 左右)。在医学上,用敏感性来描述能发现微小癌灶的能力,因此 PET-CT 的敏感性高。

PET-CT 检查时,先要通过静脉注射示踪剂。示踪剂是一种正电子放射性核素,目前主要用氟代脱氧葡萄糖。恶性肿瘤组织中葡萄糖代谢旺盛,可聚集较多的示踪剂,在图像上呈现"光点"。

12. 在口腔癌治疗前后，什么情况下适合 PET-CT 检查？

PET-CT 检查具有很高的敏感性，能探查到微小的癌灶，虽然价格昂贵，但常应用于口腔癌等各种恶性肿瘤的检查。以下情况适合 PET-CT 检查：

（1）怀疑癌症远处转移。通过 PET-CT 检查，判断是否有远处转移，作为选择治疗方案的依据。

（2）已经有转移灶，但不知道原发灶的部位，即原发肿瘤不明的转移癌。PET-CT 检查不仅敏感性高，而且可以一次性全身扫描，常常是寻找不明原发灶的最佳选择。

（3）多原发癌，也就是身上同时有多个位于不同部位的原发恶性肿瘤。

简而言之，PET-CT 检查的优点是敏感性高，可以全身扫描。用于癌症检查，PET-CT 擅长寻找小癌灶。小癌灶无论是原发的，还是转移的；无论是单个，还是多个；无论发生在口腔颌面部，还是身体其他部位，都可以考虑用 PET-CT 检查。因此，PET-CT 检查有助于恶性肿瘤的分期诊断，判断患者的生存预后，放疗时勾勒肿瘤边缘，治疗后随访监测。

13. PET-CT 检查有哪些注意事项？

PET-CT 检查时，一般需要注意以下事项：

（1）应提前预约。PET-CT 检查时要将示踪剂注入体内。示踪剂是放射性药物，管理上有一定的特殊性。所以，PET-CT 检查需要预约。预约后，如果不能前往检查，也务必及时取消预约。

（2）检查前 24 小时要清淡饮食，避免剧烈运动。检查前 6 小时禁食、禁饮含糖饮料，以避免血糖过高，可少量喝水。如果是糖尿病患者，需正常服用降糖药物控制血糖。此外，要携带相关的疾病资料信息，例如：病历、CT 结果、X 线片、病理结果、MRI 和数字减影血管造影（DSA）结果等。

(3) 在推注示踪剂的前后,以卧位或半卧位休息,少言语,不走动,保持安静。要取下身上的金属物品,确保检查时身体不要移动。

(4) 检查后不要急于离开,要听从医护人员的安排才能离开,部分患者可能需要进行延迟显像。检查后要多喝水,以利于示踪剂的代谢、排泄,一般2~3小时后,残留示踪剂会通过尿液全部排除干净。检查后24小时内尽量不要接触孕妇及儿童。

（葛　娜）

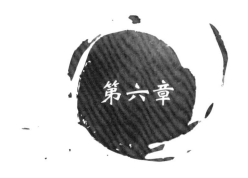

挑战肿瘤——外科治疗

一、手术治疗肿瘤怎么做？

1. **手术怎样治疗肿瘤？**

手术治疗肿瘤就是利用现代科学技术,在无痛的状态下切除肿瘤,从而恢复健康状态。

手术是治疗口腔颌面部肿瘤最主要的方法。大部分位于口腔和面颈部的肿瘤,位置相对表浅,如果能较早发现,无论是良性的,还是恶性的,手术过程较简单,影响也较小。良性肿瘤基本上依赖手术治疗。恶性肿瘤,只要肿瘤范围较为局限,离重要结构较远,单纯手术治疗即可获得很高的成功率。但如果肿瘤太大,除了手术治疗之外,还需要配合放疗、化疗等方法。

2. 肿瘤能切除干净吗?

把肿瘤切除干净是很有挑战性的。其中,肿瘤边界是否清楚是肿瘤能否被切除干净的最大影响因素。

如果是良性肿瘤,边界清楚,有包膜,就好像肿瘤的组织全部装在"包裹"里,只要将"包裹"取出,肿瘤就可被完整切除。

如果是恶性肿瘤,边界不规整,没有包膜,就像陷在沙地里的螃蟹,越是早期的恶性肿瘤,"螃蟹脚"越短小;反之,时间越久的恶性肿瘤,"螃蟹脚"就可能越长(图6-1)。手术时,医生要在肉眼可见肿瘤之外的组织内切除,即安全边界。否则,如果残留一点"螃蟹脚",肿瘤没有被完整切除,多半会复发,导致治疗失败。

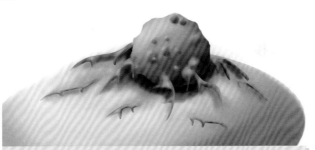

图6-1 恶性肿瘤的边界不规整,没有包膜,像陷在沙地里的螃蟹

3. 为什么有的口腔肿瘤手术要切开嘴唇?

位于口腔内的肿瘤,尤其是恶性肿瘤,如果未能早发现早治疗,可能要切开上唇或下唇,目的是能看得清、够得着肿瘤,能完整切除肿瘤,切除肿瘤后再把嘴唇缝合好。这种切开嘴唇的方法是一种专业术语叫手术入路的操作。同理,手术中暂时切开下颌骨,切除肿瘤后再把下颌骨断端接上,也是一种常见的手术入路。

切开嘴唇、离断下颌骨的手术入路,在一定程度上加重了创伤,影响了美观,但是为了完整切除肿瘤,挽救生命,只好弃车保帅,不得已而为之。人的面部、嘴唇原本就有凹陷纹路,顺着这些凹陷纹路,多数手术后的瘢痕并不明显。当然,早期的口腔癌手术一般不必切开嘴唇,不会留下瘢痕。

4. 为什么口腔癌手术要切开颈部?

口腔癌手术大多数需要切开颈部。这是因为,癌虽然发生在口腔,但癌细胞可能会顺沿着淋巴扩散至颈部,称为淋巴转移或区域扩散。因此,手术时不仅要切除口腔内的癌灶,多数还要切除一部分颈部淋巴组织,称为颈淋巴清扫术。

手术之前,通常也会进行各项检查,包括颈部超声、增强 CT、MRI、PET-CT 等。遗憾的是,这些检查不能发现非常微小的转移癌灶,所以即使这些检查都没有发现颈部有转移癌,也常要行颈部淋巴结清扫术,称为选择性颈淋巴清扫术。

被清扫下来的颈部淋巴组织会送到病理科检查,分析颈部是否有转移癌。如果颈部有转移癌,手术后要放疗。颈部是否有转移癌,是手术后是否要做辅助放疗的依据。

当然,如果能早期发现口腔癌,癌转移到颈部的可能性比较小,也可以不清扫颈部淋巴。早治疗就可以没有颈部刀口。

5. 口腔癌切除术后的缺损怎么办?

口腔癌切除术后,原先癌所在的部位将留下一个缺损。癌越大,缺损越大;反之,癌越小,缺损越小。显然,如果能早发现早治疗,癌小,手术切除后的缺损也小,可以通过缝合的办法,直接关闭缺损、恢复外形,不仅简单而且效果也好。如果错过了早治疗,癌大,手术切除后的缺损也大。此时也不必担心,目前已有比较好的解决办法,可以将身体其他部位的组织移植到缺损区,修复、重建缺损。虽然比较复杂,但依然有可接受的效果。

必须强调的是,口腔癌手术首要的挑战是如何完整切除癌。否则,如果肿瘤残存,癌细胞"卷土重来",威胁生命,不得不再次面临手术。

6. 口腔肿瘤手术可以不切开气管吗?

如果口腔肿瘤手术范围小,手术区域远离咽喉要道,可以不切开气管。气管切开术就是在颈部的正中开一个小小的口,作为进出肺的空气通道。这样,空气进出肺就不受手术区域的影响。同时,也能减少手术后血液、唾液等流入肺部。

口腔肿瘤手术后最紧急的、最危险的并发症是因肿胀、血肿、组织位置改变堵塞咽喉要道,使患者呼吸困难、窒息甚至死亡。一旦发生,有时根本没有抢救的机会。因此,对于那些未能及时就诊的口腔癌,手术范围大,癌肿位于口腔后部或舌下等区域,气管切开很有必要。等术区的肿胀消退后,拔除气管套管,恢复经口鼻呼吸。

7. 做口腔癌手术把牙齿拔了,可惜吗?

口腔癌手术时把被肿瘤侵及或邻近肿瘤的牙齿一并拔除,并不可惜。这些牙齿有的已经被肿瘤侵犯,出现了松动;有的虽然非常坚固,但因邻近肿瘤,肿瘤的"先遣部队"可能早已悄悄地到达牙根附近,并"安营扎寨"。手术切除的区域比眼睛所能见到的肿瘤要大一些,即要切除看得见摸得着的肿瘤"总部",也要消灭肿瘤的"先遣部队"。这些看似正常的组织和结构,例如牙齿,其实是肿瘤的"势力范围",也应一并切除,否则肿瘤可能"卷土重来"。这就是扩大切除,是癌症手术的基本要求。同理,恶性肿瘤手术时,也必须扩大切除其他看起来是正常、健康的组织。这样,才会有更大的彻底切除肿瘤的机会。

8. 肿瘤太大，能只切除一部分吗？

恶性肿瘤手术应扩大切除，整体切除肿瘤。如果只切除一部分病变组织，残余的肿瘤会继续生长、扩散、转移。但姑息手术属于例外，比如：由于没有早发现早治疗，肿瘤范围太大；或者肿瘤已经大范围复发、转移，无法根除。此时，为了控制症状，减轻痛苦程度，改善生活质量，只能切除部分肿瘤。姑息手术除了切除部分肿瘤，还包括缓解症状的手术，如造瘘术、气管切开术等。姑息治疗与癌症预防、早期诊断、根治手术一样，也是癌症治疗中的一项重要工作，目的是为患者赢得更好的生活质量。

9. 做口腔颌面部肿瘤手术会疼吗？

现代医学麻醉技术可以使手术时不疼痛。无论是局部麻醉还是全身麻醉，手术时都不会疼痛。

如果能很早发现肿瘤，肿瘤很小，即使是恶性肿瘤，也有希望在局部麻醉下手术。局部麻醉手术时患者是清醒的，只是在肿瘤所在区域注射麻药，麻药起效后，手术时就没有疼痛的感觉了。

如果不能早发现肿瘤，肿瘤很大，即使是良性肿瘤，也只能在全身麻醉下手术。手术前需要住院，完成一些必要的抽血化验等检查。手术时，就像睡了一觉，等醒来时，手术已经结束。

10. 手术同意书是什么？

手术同意书是每位患者在术前都要签署的法律文书，表示患者了解病情、知晓风险、接受可能的意外，并授权医生执行手术操作。这是医生尊重患者权利、履行告知义务的行动体现。

口腔颌面部肿瘤手术,尤其是恶性肿瘤手术,因多数患者不能尽早就诊,肿瘤较大,常以大手术为主,手术区域也较大。就目前的医学技术水平而言,这种大手术的过程有风险,结局难预测。术区出血、伤口感染、肿瘤复发、心肺疾病发作或加重等出现的概率虽低,但无法完全避免,术前难以预知。同意手术治疗实际上是承认并接受现实的、不完美的医学技术水平,愿与医护人员配合共同应对疾病,接受可能的意外风险和失败结局,不仅包括手术同意书上所列举的内容,还涵盖其他的可能风险和结局。显然,"手术同意书是医院在吓唬患者或者推卸责任"的说法是错误的。

11. 全麻会影响智力吗?

全身麻醉简称全麻,能让患者在"睡着"的状态下进行手术。目前,全世界每天接受全麻手术的患者数以万计,其中包括儿童。没有科学证据表明全麻会影响智力。

至于全麻后影响智力的罕见案例,其原因不是全麻本身,而是较长时间的脑缺氧。可能是麻醉过深影响了大脑的呼吸中枢,使氧气吸入严重不足;也可能是手术时呼吸道堵塞(窒息),使氧气吸入严重受阻。这两种情况均可导致脑缺氧,影响智力。

现代全麻手术时,有专门的麻醉机可以显示并监测生命活动的指标,其中包括呼吸及氧气供应情况,使麻醉科医生能够控制合适的麻醉深度,既不影响手术,又不至于发生脑缺氧。插管麻醉的方法也能大幅度降低呼吸道堵塞的风险。插管麻醉就是以专用的管道连接气管、肺与外界,保证气体进出不受口腔颌面部手术的影响。等手术结束后,评估没有呼吸道堵塞时再拔除插管。

12. 全麻后会醒不过来吗?

麻醉科医生通过精准控制用药,在手术结束时,麻醉药药效结束,使患者苏醒,因此根本不必担心全麻后醒不过来。

现代医学的全身麻醉药物绝大多数是中效、短效药物。这些药的药效只能维持短暂的时间。在停药后几分钟,药物将在体内迅速代谢分解,患者会逐渐苏醒。苏醒后,麻醉科医生还会严密观察,满足各项相应的指征时,才拔除气管内插管。此后,还会继续严密观察,监测各项生命体征,包括心跳和脉搏、呼吸、血压等,以确保患者安全,直至其完全恢复意识。

总之,现代医学的全身麻醉技术,能够精准地控制患者的麻醉和苏醒时间。同理,手术进行的过程中,患者一般也不会苏醒。

13. 手术会造成失血过多吗?

不必担心失血过多这个问题。外科医生在评估疾病、设计手术时,会考虑出血多少、如何止血的问题。例如,手术前,安排做血液化验检查,根据检查结果评估患者是否有出血、凝血异常;手术中,医生会逐一处理肉眼能看见的大小血管;手术后,医生会随时查看伤口。即使在下班时间,也有值班的医护人员密切观察手术区域的出血情况,并随时处理,包括紧急手术止血、输血等。

影响手术中出血量的最重要因素是手术的大小和部位。因此,如果能够及时发现肿瘤,尽早手术,术中、术后失血过多的风险会大幅度降低。换句话说,肿瘤诊断明确后,应尽早手术治疗,不可犹豫不决。

二、手术前需要什么准备?

1. 全麻手术需要哪些术前检查?

肿瘤全麻手术之前,医生除了要全面检查肿瘤之外,还会系统评估患者的全身健康情况,确定其是否有其他问题,特别是血液系统、心脏、肺、肾等的问题,以此为依据分析手术的风险及应对措施。这些疾病与本次疾病虽无紧密关系,但仍需治疗,最常见的是高血压、糖尿病。

为评估这些疾病,通常选择以下辅助检查项目:血、尿、便常规检查,肝肾功能检查,血清生化检验,胸部影像学检查,心电图检查等。老年人还要进一步评估心肺功能,例如 24 小时动态心电图、超声心动图、冠脉 CT、肺功能检查。如果还有其他系统性疾病,例如肝、肾、血液、甲状腺等的疾病,还要进行相应的检查与评估。

如果是良性肿瘤,可以选择在相对安全、准备充分的情况下手术。如果是恶性肿瘤,即使有心脏、肺、肾等疾病,也常要优先考虑手术切除肿瘤。因为恶性肿瘤的发展是致命的。在术前、术中、术后,应寻求相关专业医生协助诊治。

2. 高血压患者手术前要做什么?

高血压患者,尤其是重度高血压,即血压 ≥ 180/110mmHg,也就是高压大于 180mmHg,低压超过 110mmHg,手术前、中、后诱发或加重心、脑、肾等血管意外,出现心力衰竭、脑卒中、肾衰竭等危重并发症的风险明显增加,甚至可能危及生命。因此,建议高血压患者在手术之前尽快、主动到心内科,请专业医生诊查、评估以下三个问题:

第一,高血压有多严重,即评估高血压的严重程度及其伴随的心、脑、肾等重要脏器的继发损害。

第二,高血压如何缓解,例如口服药物或控制饮食。

第三,高血压如何应急,即手术时可能会出现的危急情况及处理方法。

3. 糖尿病患者能做口腔肿瘤手术吗?

糖尿病患者可以接受口腔肿瘤手术。但是,如果手术前长期血糖控制不佳,手术中、手术后血糖将会更紊乱,不仅影响手术伤口愈合,还可能发生各种手术并发症,例如低血糖休克、手术部位感染、肺部感染、急性肾损伤、急性冠脉综合征、急性脑血管事件、糖尿病酮症酸中毒。

与高血压患者类似,糖尿病患者,包括高血糖患者,口腔颌面部肿瘤诊断大致明确后,要尽快找内分泌科医生。在专业医生的指导、监测下,熟悉并掌握自己的血糖波动规律,执行有效的血糖控制方案,特别是饮食控制(图 6-2)。

特别需要提醒的是,不少患者自我感觉良好,手术前不找专业医生或者找不专业的医生,未能采取有效、正确的血糖控制措施,从而影响了手术施行和术后恢复。

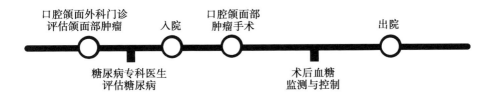

图 6-2　糖尿病 - 口腔颌面部肿瘤患者治疗流程

4. 手术前为什么要"洗牙"?

口腔颌面部肿瘤手术前要进行一次口腔洁治,俗称"洗牙"。"洗牙"是由专业医生用专门的器械清除牙齿上的牙石。手术前去除牙石能明显改善口腔卫生状况。这对手术以及手术后的伤口愈合、辅助放疗是有益的、必需的。如果手术前没有完成口腔洁治,手术后由于术区肿胀、张口受限,无法进行有效的口腔洁治,从而增加了口腔卫生维护的难度。此外,手术前一天,护士会按要求完成皮肤准备,患者要剪短指(趾)甲,睡前要洗澡。手术当天的早晨要认真刷牙、使用牙线、反复漱口。男性患者要刮净胡须,女性患者需要去除指甲油。这些措施的目的是降低口腔中的细菌数量与浓度,减少手术后伤口感染的可能。

5. 为什么手术前要禁水禁食？

在全麻手术前几个小时要禁水禁食。这是保障手术安全的一道门闸。人在清醒的状态下，咳嗽及吞咽反射十分敏感。饮水或进食时，食物总是通过食管进入胃，不会误入鼻孔或气管内。如有东西不小心进入气管，也会通过呛咳排出来。但是，人在深度镇静或全身麻醉时，全身肌肉松弛，不会呛咳也不会吞咽。胃里的水、食物极易返流至口腔、咽腔，进入气管、肺，堵塞呼吸道，造成窒息死亡或者引发肺炎，专业术语叫吸入性肺炎，该疾病非常难治，死亡率高。这种情况儿童更容易发生。

在手术开始之前多久时间不能进食？表 6-1 列举的时间仅供参考，因为在具体的实践中，还要考虑手术种类和患者的个体差异。所以，一定要听从医护人员的安排。

表 6-1　手术麻醉前建议禁水禁食的时间

饮食种类	饮食举例	禁水禁食时间 / 小时
清淡的液体饮料	水、果汁	2
奶汁类液体饮料	母乳	4
	牛奶和配方奶	6
淀粉类固体食物	米饭、馒头	6
脂肪类固体食物	肉菜、牛排、肉包	8

6. 手术后为什么要放置胃管？

口腔大手术后一般要放置胃管。胃管又称鼻胃管，是由鼻孔放入，经由咽部，通过食管到达胃部（图 6-3）。有了胃管，食物可以不经口腔进入到胃里，这样做的用处很大。通过胃管向胃里注入液态食物（流食），即使手术后因口腔伤口肿胀无法进食的情况下,也能供给患者必需的食物和营养。不仅可以避免进食时污染伤口,还可以减轻进食时因刺激伤口而引起的疼痛。此外,还可以通过胃管抽吸胃液,诊治某些发生于胃的上消化道术后并发症,例如诊断上消化道出血。因此,尽管放置胃管会有些不舒服,但要克服困难,遵从医嘱。放置胃管的时间根据治疗的需要而定。一般而言,吞咽功能恢复了,伤口大致愈合了,就可以拔除胃管,恢复经口腔进食了。胃管的使用时间最长可以持续 40 天。超过 40 天,就需要更换新的胃管。此外,口腔癌手术后辅助放疗的时候,也常需要放置胃管。

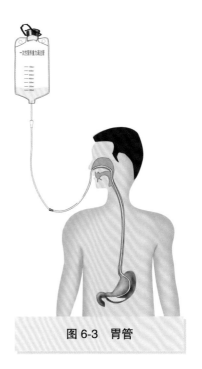

图 6-3　胃管

7. 皮试是什么意思?

　　口腔肿瘤手术时及手术后的恢复过程中,需要用到一些药物,主要是抗生素,例如青霉素、头孢菌素等。这些药物在临床使用过程中可能会发生过敏反应。常见的过敏反应包括皮疹、荨麻疹、皮炎、发热、血管神经性水肿、哮喘、过敏性休克等,其中以过敏性休克最为严重,可导致死亡。为了防止过敏反应的发生,一些容易发生过敏反应的药物在使用前需要做皮肤或皮肤内敏感试验,简称皮试。皮试阴性的药物可以使用,皮试阳性的则禁止使用。

　　如果患者已经有明确的药物过敏史,应该将过敏的情况、过敏的药物告知医护人员。此时可以考虑不做皮试,直接替换成其他药物。

8. 为什么要导尿?

全麻手术时,全身肌肉松弛,患者是无法排尿的。如果手术时间比较长,为了避免膀胱过度充盈,影响其正常的生理功能,需要导尿。并且,通过导尿,医生还可以在手术过程中随时观察尿液颜色、测算尿量、分析比重,以了解心、肾功能。

导尿的方法是把细长的、柔软的、特制的导尿管放入尿道,以利于尿液排出。导尿是在全麻下进行的,所以不会有不舒服的感觉。

手术结束后的康复期间内,根据治疗需要决定留置尿管的时间,可以手术后立即拔除,也可以留置三四天。放置尿管偶尔会有并发症,例如尿路感染、拔管困难、膀胱痉挛、尿道狭窄等。因此,长时间留置尿管者,每天需要擦洗会阴部、消毒。拔除长期留置的尿管前要夹闭尿管,一般每 4 小时开放一次,使膀胱充盈、收缩,以恢复膀胱正常的生理功能,拔除尿管后,多数患者就能自主排尿了。

9. 哪些物品不能带入手术室?

进入手术室前,一定要取下身上所有携带的东西,例如手机、活动假牙、首饰(项链、耳钉、手镯、戒指、挂坠)、眼镜(包括隐形眼镜)、胸罩、袜子等,交由家属保管。如果没有取下活动假牙,麻醉插管时有可能脱落,误入食管或呼吸道,非常危险。其他东西在全麻手术过程及手术后移动身体有可能会脱落、丢失,万一进入手术区域,将造成严重的后果。

穿着方面,要求穿病服,除病服外,只可穿内裤或什么都不要穿。这是因为上身的胸前部位需要粘接心电监护的导联电极片。如果是时间较长的大手术,需要术中导尿,连内裤也不能穿。脚踝部位是手术时静脉穿刺的选择区,所以不能穿袜子。

三、手术后怎样恢复？

1. 如何减少手术伤口感染的可能？

减少伤口感染对患者而言，最关键的是要严格遵循医嘱，例如：入院前要"洗牙"、治疗牙病；手术前夜要洗澡、剪短指（趾）甲；手术当天进手术室前要刷牙、多漱口；手术后按医院要求合理安排家属陪护，拒绝不必要的探视。

在这个世界上，处处是微生物，看不见摸不着。做手术时，人体被打开，微生物会通过伤口进入人体。就好比打开窗户，粉尘会随风而入。为此，医学上会采取各种各样的措施，例如：层流手术室能控制室内空气中的细菌浓度；外科医生做手术时，穿无菌手术衣，戴无菌手套。尽管如此，伤口感染依旧是最常见的手术后并发症。手术越大、手术时间越长，越有可能发生术后伤口感染。此外，还有患者自身的体质原因和行为因素，例如患有糖尿病、不遵医嘱。

2. 为什么"消炎药"不多用几天？

外科手术有严谨、合理的抗生素（俗称"消炎药"）用药方法。医生会根据具体情况用抗生素，不多用也不少用。使用抗生素要综合考虑手术切口类型、手术创伤程度、可能的污染细菌种类、手术持续时间、感染发生概率和后果严重程度、抗菌药物的效果、细菌耐药性等。

在给药方法上，大部分是手术开始前半小时左右静脉输注，从而使手术中局部术区抗菌药物的浓度达到最佳，且有效覆盖时间包括了整个手术过程，进而杀灭手术过程中进入伤口的细菌。如果手术时间比较长，医生还会在术中追加一次。手术后，医生会根据手术大小、持续时间、涉及部位、是否有钛板钛钉等,决定是否延长抗生素用药时间。

盲目延长抗生素用药的时间,并不能增强预防伤口感染的效果,反而会增加耐药菌感染的机会。

3. 术后出血为什么防不胜防?

身上有伤口就会出血,有的需要处理,有的无需处理。在手术过程中,也同样有大量的血管被切断,有的需要处理;有的无需处理;有的需要处理却无法处理,只能靠人体自身的止血机制,自行止血。可以这么说,手术结束后,手术区域继续出血是必然的,或多或少,或快或慢,这是身体对损伤的反应。

手术时,较大的、活跃出血的断裂血管,肯定会得到妥善处理。细小的、位置深的、隐藏的断裂血管,手术时暂时不出血,就会"骗"过医生的眼睛,暂未得到应有的处理。手术结束、麻醉苏醒后,如果自身的止血机制又不能阻止出血,就会在短时间内形成血肿,需要重返手术室,再次打开手术伤口,寻查手术区域的出血点,再次止血。如果之后又有断裂血管再次"欺骗"了医生的眼睛,还需要第三次手术,多次止血。

4. 什么是组织瓣血管危象?

较大的肿瘤切除后会留下一个"大坑",常常要从身体其他部位切一块组织,专业术语叫组织瓣,填补这个"大坑"。这个过程称为移植组织瓣。

移植组织瓣时,医生运用显微外科技术分别接通动脉和静脉,使组织瓣内既有动脉血流入,又有静脉血流出。如果组织瓣的动脉血流入中断或静脉血流出受阻,就是血管危象,需要及时处理。如果未能及时处理或处理效果不好,组织瓣将缺血、感染、腐烂、脱落,导致移植失败。

发生血管危象的原因非常复杂,例如:血循环量不足、血肿压迫、位置异常、机械刺激、疼痛、寒冷刺激、药物刺激,从而导致血管痉挛,血栓形成。有的血管危象有很明显的早期表现,能被早期发现;有的血管危象无声地出现、发展,不容易被早期发现。

一旦发现血管危象,特别是早期血管危象,一般要再次手术,寻找原因。通过再次手术,有的能成功,有的却失败。

5. 怎样防止患者跌倒?

手术前后患者跌倒时有发生。跌倒后,有的患者伤口裂开,有的骨折,甚至有患者跌倒后死亡的报道。因此,在手术前后要采取措施,严防患者跌倒。

手术前,要禁水禁食,患者要少走动,或者走动时由家属紧紧跟随。手术后,由于手术创伤、营养不足、睡眠紊乱、虚弱眩晕,患者平衡能力和移动能力的恢复需要时间,更要时刻注意防跌倒。躺在病床上,要随时将病床两侧的床挡拉起。患者坐起、站立、走动、进卫生间、术后检查、办出院手续等家属要形影不离。如果是用轮椅转运患者,将轮椅推至床旁后,要两人配合,一人固定轮椅,一人搀扶患者,嘱咐患者站立、转身,患者站立的同时撤轮椅,避免绊倒患者。

6. 手术后的留置物要注意什么?

口腔颌面部手术后,尤其是大手术后,身上留置有缝线、引流管、引流条、碘仿纱条、碘仿纱布、气管套管、牙弓夹板、钛板、钛钉、牵引钉、鼻胃管、导尿管、留置针等,可以统称为留置物。

这些种类繁多的留置物,有的患者毫无知觉,有的会很不舒服甚至有一定的痛苦,但是不能随意去除,例如气管套管、胃管、尿管要尽量适应,千万不能随意将导管拔出。有的是暂时放置于体内,有的是永久性置于体内。有的是可吸收的,一段时间后会消失;有的是不可吸收的,将留在身体里,成为身体的一部分。暂时放置的留置物,其去除的时间不是固定的,因患者而异,因伤口而异。以拆线为例,面颈部、口腔的无张力术区缝线,术后1周左右即可拆线;有张力的伤口缝线、移植后的组织瓣,可能需要2周左右。

术后留置物的处理是医学处理的重点与难点,常有失误发生,也是防不胜防。患者需特别注意与医生仔细沟通:有哪些留置物? 什么时候取出?

7. 手术后多久可以探视?

如果手术不是很大,当天就可以探视。如果是大手术,例如移植组织瓣、气管切开,最好手术后1周再探视。探视人数不宜太多,每次一两个人。探视频率不可频繁。

大部分口腔癌手术是大手术,脸部、颈部有手术刀口痕迹,很多患者可能不想被看到自己身上的伤口。气管切开后,患者呼吸直接通过气管开口,无法用言语沟通。同时,还暂时失去鼻腔、咽腔的过滤与湿润,容易发生肺部感染。游离皮瓣移植的患者,术后还需要强迫体位、头部制动,不能转头,无法坐起。术后1周内探视,不仅影响术后康复,而且也不利于医院内感染的控制。

8. 手术都做完了,为什么还要拍片?

手术做完后,各种医学影像学资料,如X线片、CT、MRI等,是为了留底,也称为留底片。顾名思义,就是为了留存作为底片与依据,便于术后复查时进行对比分析。手术之前的影像学资料,其实也有留底片,这就是正常的人体结构,医生以正常的人体结构作为依据进行对比,分析身体是否出现结构改变,并判断这些改变是否为疾病。

这些留底片,有时还用来评估手术结局,指导术后康复。有些手术后的并发症,就是通过术后留底影像学资料发现的。当然,比较小的、表浅的手术,术后不一定需要拍片留底。

9. 手术后多久可以刷牙和使用牙线？

手术后应尽快恢复刷牙、使用牙线。良好的口腔卫生环境对口腔功能的恢复、口腔健康的维护是有益的，也是必不可少的。单纯的漱口，无论是用盐水还是漱口水漱口，都无法代替刷牙、使用牙线。这好比洗衣服，单纯用水浸泡、冲洗是不够的，一定要配合搓揉。

很多患者不敢刷牙，担心刷牙会破坏伤口，导致伤口裂开。其实，口腔手术后只要不是用暴力，单纯的合适力度的刷牙、使用牙线，一般不会破坏伤口。因为伤口是有缝线的，当缝线拆除后，伤口已经基本长好。术后伤口问题多数是因为术区积液、组织缺损、伤口张力过大以及全身问题（例如营养缺乏、糖尿病等），不是因为刷牙、使用牙线引起的。

（王佃灿）

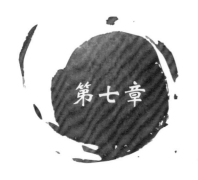

第七章

挑战肿瘤——放射治疗

1. 口腔颌面部恶性肿瘤手术后需要放疗吗?

口腔颌面部恶性肿瘤必须早发现、早诊治。如果错过了早期诊治,绝大多数情况下,除了需要手术治疗,还需要配合术后放疗(图7-1)。放疗是目前治疗肿瘤的主要手段之一,约70%的癌症患者在其病程的某一阶段需要接受放疗。

放疗是放射治疗的简称,是用射线来治疗癌症病灶。用于治疗癌症的射线,种类多种多样,包括X射线、γ射线、电子线和质子线等。这些射线有的是放射性同位素产生的,有的是X射线治疗机或加速器产生的。其中,X射线是目前临床

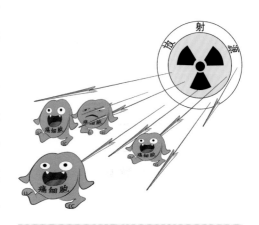

图 7-1　放射线可以杀死癌细胞

上应用最为广泛的。放疗的方式也是多种多样，包括普通放疗、适形放疗和调强放疗等。在目前精确放疗的年代，调强放疗是主流形式，尤其适用于头颈部恶性肿瘤。放疗主要用来治疗恶性疾病，但是也有一些良性疾病采用放疗，如嗜酸性淋巴肉芽肿、涎瘘等。

2. 怎样知道自己是否需放疗？

对于头颈部恶性肿瘤患者，在手术后约 1 周左右，就可以询问手术医生是否需要放疗。肿瘤患者是否需要术后辅助放疗，在临床上有规范的适应证，需要综合考虑多方面的因素，包括肿瘤的病理类型、原发癌灶的大小与侵犯范围、颈部淋巴结转移情况等。以常见的舌癌为例，如果癌灶肿块或溃疡的最大径超过 2cm，或者出现颈部转移，特别是转移的淋巴结包膜已经被肿瘤突破，就必须接受术后辅助放疗。

部分患者需要术前放疗，否则如果直接手术，对重要组织器官的损伤过大，会造成功能无法保全或无法完整切除肿瘤。医生会根据患者的临床资料，包括肿瘤位置、病理类型、影像学资料，对肿瘤进行分析判断，再决定是否需要术前放疗。

3. 肿瘤完整切除了，为什么还要放疗？

恶性肿瘤的特点是侵袭生长与远处转移，如果不能早期发现、早期治疗，在肿瘤的主体部分之外，可能会像螃蟹的爪子一样向周围组织浸润，甚至癌细胞可能已经到达远处。"肿瘤完整切除"实际上是指肉眼可见的肿瘤被切除了，而看不见摸不着的微小肿瘤可能残存下来，即使术中冰冻切片检查显示切缘阴性，在手术后肿瘤也会复发。较大的肿瘤也是如此。

医生常常能够判断哪些是高危患者，把肉眼不可见的肿瘤细胞或者瘤床内有潜在复发风险的细胞交给后续的放疗及综合治疗来解决。根据患者的风险级别,术后选择适合的方案,包括单纯放疗、放化疗联合或放疗联合靶向治疗等。癌症治疗是一个复杂的工作,治疗原则和规范不是适用于所有患者的,坚持治疗规范化和患者个体化才是更好的选择。这就需要医生对患者进行个体化的讨论,以制订个体化治疗方案。

4. 放疗的过程是什么样的?

目前是精确放疗的年代,在放疗的整个过程中需要医生、物理师、技师和护士的协作。首先由技师进行 CT、MRI 扫描,制作部位的模具并固定。然后,由物理师将 CT、MRI 扫描图像上传至放疗计划系统。再由医生在上传图像的工作站进行靶区勾画,包括危及器官的勾画。勾画完成后由物理师进行照射野的设定和射线剂量运算。优化完成后,医生就可以评估不同区域的射线剂量要求,从而选择最佳的放疗方案。

放疗的总剂量和分次剂量是根据一定的医学条件计算出来的。疾病部位、病灶特点、分期、治疗目的等决定了剂量分次情况。另外,根据患者年龄、身体状况及不良反应的情况,需适当进行剂量的调整。

开始放疗后,周一至周五,每天放疗一次,周六、周日休息,连续放疗 5~7周。一般情况下,术后放疗的总次数为 25~35 次。加上放疗前的设计与准备,前后需要 50 余天时间。

5. 目前放疗技术有哪些类型?

放疗技术发展迅速,各种放疗技术都有其各自的优势与局限。

调强放疗是应用最广泛的技术类型,带有锥形束 CT,即图像引导调强放疗,能根据 CT 影像显示的靶区位置调整射线,达到很高的放射治疗精度。

放射性粒子植入治疗为近距离放疗技术,通过特定的植入装置将 ^{125}I 放射性粒子植入原肿瘤及肿瘤周围组织,^{125}I 粒子在一定时间内持续地产生射线,消灭肿瘤细胞(图 7-2)。因为将放射性粒子直接植入在原肿瘤及肿瘤周围的组织内,在一定范围内的瘤床组织所接受的剂量高,对肿瘤细胞的杀伤力强。同时,由于放射性粒子的辐射范围较小,所以对周围重要器官的损伤较小。

质子放疗、重离子放疗是新的放疗技术。其中,质子放疗在我国正在兴起,而重离子放疗还有待发

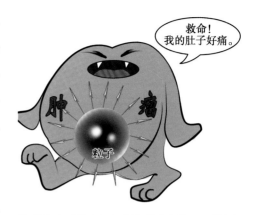

图 7-2 放射性粒子植入治疗是一种放疗方法

展,二者在某些癌症的治疗方面具有独特的优势。以质子放疗为例,质子自身的特点是具有 Bragg 峰,即射线在达到剂量峰值后可以在极短的距离迅速跌落。如果眼球前方有恶性肿瘤,质子治疗能以较高的射线剂量杀灭肿瘤组织,但不会破坏紧贴病灶的眼球。

6. 放射性粒子植入是怎样的过程?

手术后放射性粒子植入前,需要待手术区域局部组织肿胀消退、伤口愈合良好后行 CT 检查,在治疗计划系统上勾画临床靶区及危及器官,设定处方剂量,设计术中放射性粒子植入路径,完成术前计划设计。由于头颈部复杂的解剖结构、丰富的血管及神经,大部分情况下需要行个体化模板来引导放射性粒子的植入。

放射性粒子植入时,需要在全身麻醉或者局部麻醉下,通过特定装置将放射性粒子植入体内,整个治疗过程一般 1 小时左右完成。术后 2 天左右即可出院。1 周内需要再次行 CT 检查,在治疗计划系统内分析放射性粒子分布情况及植入后放射性粒子在临床靶区及危及器官的剂量。

[125]I 放射性粒子的半衰期为 60 天,即在 60 天的时间里放射性粒子释放出

一半的射线。复查的时间可以依据放射性粒子的半衰期和肿瘤局部的控制情况来定,一般选择 2 个月、6 个月,之后依据具体情况来定。

7. 放射性粒子植入后如何防护?

放射性粒子植入后,患者周围的人群不必防护。因为 ^{125}I 放射性粒子在组织内的有效辐射距离较短,穿透力不强,对周围人群的影响不大。需要进行特殊防护的人群,例如孕妇和婴幼儿,不要与患者长时间、近距离接触。具体要求是在放射性粒子植入后半年内,与患者保持半米以上的距离。半年以后,不需要任何防护。因为放射性粒子为永久性植入,即粒子植入人体内后不再取出,半年后粒子辐射较小,可以不再特殊防护。对于患者而言,不需特殊防护,应保持放射性粒子植入部位的清洁及干燥,避免刺激性化妆品的使用。

8. 放疗能与其他治疗同时进行吗?

放疗可以与其他治疗同时进行,例如化学治疗(简称化疗)、靶向治疗及免疫治疗等,在治疗上可能存在协同作用(图7-3)。放疗、化疗同时进行在医学上称为同步放化疗。

同步放化疗可以取得更好的疗效。当然,放疗、化疗同时进行,治疗的不良反应会增加。医生需要根据患者的具体情况,决定是否推荐同步放化疗、放疗化疗的剂量、疗程,并密切监测、处理治疗的不良反应。

放疗联合靶向治疗、放疗联合免疫治

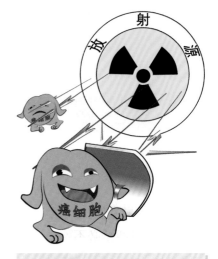

图 7-3 有的癌症对放疗不敏感,需要联合其他治疗方法,以提高治疗效果

疗是否更有效,还需要临床研究来验证。所有临床治疗方法联合的最终目的是提高疾病的治愈率,需要长期的临床研究验证其安全性和有效性。

9. 放疗前患者需要什么准备?

患者在放疗前要做好心理准备,清楚放疗的必要性,了解放疗过程中和放疗结束后可能出现的各种不良反应,并调整起居习惯,要早睡,不能熬夜,戒烟戒酒,适当运动。此外,尽量多吃些易消化的稀软食物,食物要多样化。

口腔专业检查是最重要的放疗前准备。因为头颈部放疗时,射线将覆盖全部口腔及所有唾液腺,而"娇嫩"的口腔黏膜和功能活跃的唾液腺对射线很敏感。放疗一旦开始,多数患者会出现口腔黏膜红肿、溃烂、疼痛,唾液显著减少,出现明显的口干,唇舌运动被迫减少,张口受限,使口腔卫生维护困难重重。在这种条件下,原有的口腔疾病多半会加速发展、急性发作,出现剧烈疼痛。由于口腔黏膜炎症、口干、张口受限,口腔科医生的诊治是非常困难的。口腔疾病将增加放疗的痛苦,干扰放疗的进程,甚至不得不中断放疗,最终影响癌症的治疗效果。

10. 哪些口腔问题必须在放疗开始前解决?

放疗开始之前,患者首先要学会口腔卫生自我维护,把每一颗牙的每一个牙面都清洁干净,尤其是牙颈部、两牙相邻的牙面、牙缝等口腔卫生的"死角"。推荐的刷牙方法是巴氏刷牙法,每天刷牙2~3次。同时,应每天使用牙线。特别强调,牙线是必不可少的,只有用牙线才能有效清洁两牙相邻的牙面。在放疗过程中,不可因肿痛、张口受限而放松、懈怠个人口腔卫生维护。可以购买小头的儿童牙刷、冲牙器、牙间隙刷等。

其次,在放疗开始之前,一定要请医生全面检查口腔,治疗龋病,拆掉金属牙冠,拔除残冠残根。第三磨牙俗称"智齿",多数也应在放疗前拔除,特别是部分萌出、位置不正、无对㗎牙的智齿。口腔卫生专业维护也是放疗前必不可少的环节,主要是口腔洁治,有的还需要配合龈下刮治。口腔洁治就是人们常说的"洗牙",是医生用专门的器械清除牙石。牙石是附着在牙齿上的硬的牙垢,对牙龈、牙槽骨的危害非常大,是牙龈炎、牙周病的病因。刷牙、漱口、使用牙线无法去除牙石,只能求助于医生。

总之,在放疗开始之前,要让口腔处于无病、清洁的状态,而且要学会维护口腔清洁。

11. 放疗期间有什么样的不良反应?

口腔肿瘤放疗期间主要的不良反应包括口腔反应和皮肤反应,一般是可以控制和耐受的。口腔反应表现为口腔黏液增多、味觉变化、口腔黏膜炎(疼痛、溃疡)。皮肤反应有干性脱皮、湿性脱皮等。

口腔黏膜炎一般在放疗 10 次左右即大约 2 周时开始出现,随着放疗的进行逐渐加重。最重的时期一般发生在放疗 15~25 次,即放疗 3~5 周,此时患者疼痛明显,味觉下降甚至消失,口腔溃疡较重,黏液多,应加强口腔清洁,坚持有效刷牙,使用牙线,用碱性水漱口,以改善口腔环境,减少黏液。

干性脱皮不需特殊处理。湿性脱皮则需要处理,例如用透气的皮肤贴剂等吸收渗出,避免感染,促进皮肤的恢复。

放疗期间出现不良反应,患者要有充分的信心,和医生共同努力,来度过这一阶段,坚持完成治疗。

12. 能不能休息几天再继续放疗?

在放疗不良反应较重的时候,患者要尽量坚持到最后,既不减少已确定的放疗次数,也不在放疗过程中断放疗。否则,可能会影响放疗的效果。

在放疗期间遇到的急性不良反应,一般放疗后3~4周能基本缓解,体重逐渐恢复。很多患者在不良反应最重的时期状况很差,但在放疗结束后4周左右会明显好转。所以,口腔肿瘤的放疗不良反应也许很重,但放疗后的恢复可能比较快,而且预后往往比较好。

医生在制订放疗方案和放疗次数时,会考虑所有的问题,其中包括放疗不良反应。如果减少放疗次数,或者中途休息几天后再继续放疗,肿瘤治疗的成功率可能会下降。

放疗过程中,医生会随时评估放疗不良反应,判断患者是否能继续完成治疗,是否需中断放疗,尤其对于老年患者,治疗方案要结合全身健康状况进行相应的调整。

13. 放疗结束后口干能恢复吗?

放疗结束后,患者多多少少会面临远期不良反应,最常见的就是味觉变化、口腔干燥,除非大剂量的放疗,大多数都能恢复。

味觉变化比较轻微,一般在放疗结束2个月左右就能逐渐恢复正常。而口腔干燥需要的恢复时间要长得多。多数患者在放疗结束后半年至1年的时间,口腔内的唾液量能恢复至正常的70%~80%,一般情况下不至于影响生活质量。唾液量完全恢复至放疗前的水平是比较难的,恢复的程度与患者年龄、腮腺恢复能力、腮腺区受射线照射的剂量有关。

由于口腔内唾液太少,患者需要随身携带饮用水,随时小口含饮。日间进食时需要不停地以水冲服食物,夜间则因口干要饮水使入睡困难、无法安眠。口干不仅会给患者带来很多痛苦,而且会增加口腔感染的风险,放射性龋的发生率也随之增加。所以,在放疗方案制订时会尽可能保护腮腺,将腮腺照射剂量降至最低。

14. 放疗后口腔卫生维护需要注意什么？

放疗结束后，应先以软食为主，避开刺激性的、过烫的、过冷的食物。要注意保持口腔清洁，多漱口，勤刷牙，每天还应用牙线。定期请口腔科医生清除牙石，定期检查牙齿。若有牙病，应早发现早治疗。此外，还要经常做张口练习，减少颞下颌关节和颌间纤维化的可能。

放疗后，不建议再行拔牙等触及牙根的操作，否则容易发生放射性颌骨骨髓炎。放射性颌骨骨髓炎以下颌骨多见，一旦发生，肿胀发臭，张口受限，疼痛剧烈，难以治愈，最终常需要外科切除下颌骨。

放射性颌骨骨髓炎是一种非常严重的、难以控制的、无法耐受的放疗并发症，只能以预防为主。在放疗前，一定要全面检查口腔，做好充分的口腔准备，让口腔处于无病、清洁的状态。

（郑宝敏）

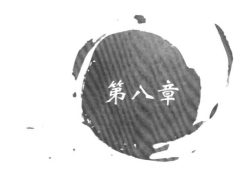

第八章

挑战肿瘤——内科治疗

一、化　疗

1. 什么是化疗?

癌症也可以用药物来治疗。这些药物是化学合成的。所以,用药物治疗癌症,就称为化学治疗,简称化疗。肿瘤内科就是以吃药、打针、输液等治疗癌症,实际上是以化疗作为主要方法治疗癌症的科室(图8-1)。经过数十年的发展,抗肿瘤药物有数十种之多,作用机制各不相同,在肿瘤治疗的不同阶段发挥重要的作用。

用于治疗口腔癌的常见化疗药

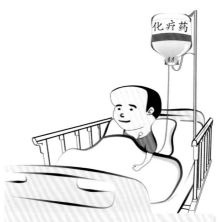

图 8-1　化疗就是以吃药、打针、输液等办法治疗癌症

有:顺铂或卡铂、紫杉醇、多西他赛、阿霉素、博莱霉素等。

2. 口腔癌患者需要化疗吗?

绝大多数口腔癌是以手术治疗为主,在手术之后,部分患者需要化疗。顾名思义,这种化疗在医学上称为辅助化疗。辅助化疗是为了减少癌症的复发、转移。不是所有的口腔癌都需要化疗。早发现的口腔癌,手术治疗就有希望彻底治愈,不需要化疗。是否需化疗要听取手术医生和肿瘤内科医生的建议。医生根据患者的具体情况,特别是肿瘤的病理类型,是否存在复发、转移的危险因素,患者术后的身体状况等,决定是否推荐化疗。

化疗和放疗可以同时进行,在医学上称为同步放化疗。化疗、放疗同步进行,具有协同作用,对于适合的患者可以取得更好的疗效(图8-2)。当然,同步放化疗的不良反应也有可能相应增加,需要根据患者的具体情况来决定放疗、化疗的剂量、疗程,并密切监测,及时处理治疗的不良反应。

手术之前的化疗称为新辅助化疗,适用于部分局部肿瘤较大、手术切除有一定难度或者有保留正常器官功能需

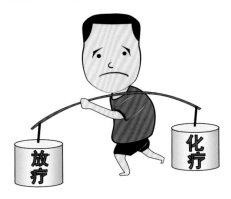

图 8-2　放疗、化疗可以同时进行

要的患者。通过新辅助化疗会使肿瘤缩小,从而可以更好地进行手术切除,并且可根据病变对化疗的反应指导术后化疗。

3. 化疗前一般需要哪些准备?

在化疗开始之前,患者要做好身体和心理的双重准备。

(1) 身体准备:在化疗开始前,患者要充分休息,合理饮食,同时需按医生

的安排进行各项检查。这些检查通常包括：①抽血化验，例如检查白细胞、血小板、红细胞等，以评估骨髓功能；检查白蛋白、胆红素、转氨酶等，以判断肝功能；检查血肌酐、尿素氮、尿酸，以了解肾功能等。②心肺检查，是最常用的检查，有心电图检查、超声心动图检查、胸部 X 线检查或者肺功能检查等。

（2）心理准备：人们常常对化疗存在恐惧心理。放疗前一定要向医生了解化疗的必要性、可能出现的不良反应以及出现不良反应后的应对措施，增强治疗的信心，缓解紧张的情绪，必要时可请心理医生协助。

4. 为什么类似疾病的患者进行不一样的化疗？

表面看上去类似疾病的患者，其具体情况可能不尽相同，化疗的目的也不尽相同，所以可选择的化疗方案、药物剂量也不完全一样。

化疗方案选择的依据是患者的肿瘤病理类型、肿瘤分期和基础身体情况等。并且，还要根据不同患者的具体疗效与不良反应调整化疗方案。如果发现化疗的治疗效果基本无效，或者出现化疗的不良反应非常明显，就需要考虑调整方案甚至暂停化疗。

药物剂量计算的根据是化疗药物的代谢特点，患者的身高、体重（体表面积）等。体重有变化时，化疗的剂量也会随之变化。部分药物是根据其在体内的代谢水平来计算的，称为曲线下面积，取决于患者的年龄、体重、肾功能等。另外，还需要根据患者不良反应的情况，适当进行剂量的调整。

5. 术后辅助化疗一般需要几个周期？

口腔癌手术后的辅助化疗一般需要 4~6 个周期，根据患者的具体情况来决定。一般认为，术后辅助化疗应在术后 1 个月内、伤口大致愈合后开始，间隔时间过长可能会影响疗效。每个周期的间隔时间与化疗方案相关，不同的化疗方案间隔时间是不同的，大部分化疗方案的间隔时间是 3~4 周。

对于无法手术的肿瘤晚期患者,化疗的周期数需要根据患者的具体情况,包括肿瘤的类型、转移的部位、治疗的效果和不良反应等,一般至少需要6个周期,再根据患者的具体情况来决定是否需要后继治疗。

6. 化疗输液有什么要求?

化疗输液与人们常见的输液是不一样的。首先,化疗一般都需要深静脉置管。这是因为化疗药物直接输注对血管是有损伤的,并且静脉化疗药物一般需要通过静脉输液多次给予,尤其是对于外周血管,会引起血管炎等不良反应。中心静脉管径较粗,血流速度快,中心静脉置管输注可以减轻血管损伤,保护外周血管。部分化疗药物由于血管刺激性强,只能通过中心静脉输注,例如表阿霉素、酒石酸长春瑞滨等。通常,化疗期间如果没有特殊情况,一般优选深静脉置管(包括中心静脉导管或者经外周静脉穿刺中心静脉置管)输注药物以保护外周血管。

其次,不同化疗药物输注有顺序要求。出于药物代谢的考虑,一些化疗方案规定了给药顺序,不同药物的代谢会相互影响,比如顺铂可以降低紫杉醇的清除,联合使用时应该先输注紫杉醇,再输注顺铂。另外,根据化疗药物的作用机制,联合化疗时常先使用细胞周期非特异性药物,减小肿瘤负荷,再使用细胞周期特异性药物,杀灭增殖活跃的药物。

7. 化疗期间可以吃"发物"吗?

肉、蛋、鱼等食物被称为"发物",有人认为是健康饮食的禁忌。其实,这不符合现代医学的主张,不必听信。化疗期间可以吃肉、蛋、鱼等食物。

化疗期间,一般建议患者正常饮食,尤其是对于肿瘤晚期患者来说,肿瘤对身体的消耗比较明显,多数患者体质较差,应遵循营养师的建议,保证能量和营养的摄入,其中包括进食适量肉、蛋、鱼等,以摄入足够的蛋白质。当然,在化疗期间,有的患者胃肠道反应明显,只能吃清淡的饮食。同理,化疗期间,也不推荐吃补品和保健品。

8. 化疗不良反应越大,治疗效果越好?

大多数化疗药物的不良反应与疗效之间没有明确的相关性。

化疗的常见不良反应包括:胃肠反应(恶心、呕吐、腹泻等)、骨髓抑制(白细胞、血小板降低等)、肝肾损伤(转氨酶升高、血尿等)、心脏病变(心律失常、心功能减退等)、神经毒性(嗜睡、疼痛等)、局部炎症(静脉炎等)、皮肤改变(脱发等)。

国际上有通用的严重程度判断标准与分级记录标识方法。从无不良反应、轻度不良反应到重度不良反应,依次标记为0、1、2、3、4,数字越大表示不良反应越严重。若不良反应的分级达到3~4级,一般需要暂停治疗或者考虑调整方案。随着医学的发展,化疗总体的不良反应发生率越来越低,耐受性也越来越好。

9. 化疗会降低抵抗力吗?

化疗确实是会降低患者的抵抗力。化疗药物在医学上也被称为细胞毒性药物,顾名思义,它对于所有细胞,包括肿瘤细胞和人体其他正常细胞,都是属于有毒的物质,既可以杀伤肿瘤细胞,同时也会损伤部分正常的人体细胞,其中包括骨髓中的造血细胞,导致血液中的白细胞、血小板、红细胞数量减少。尤其是白细胞数量降低最为常见,出现得也比较早。因此,化疗开始后,常出现白细胞数量降低,表现为疲倦乏力、容易合并感染等,俗称抵抗力降低。这些反应绝大多数是一过性并可以恢复的,在化疗药物起效、肿瘤被控制后,患者进食渐渐增加、体力慢慢恢复。

10. 化疗引起的白细胞降低怎么办？

化疗导致的白细胞降低多数是可逆的，经过密切监测、及时处理，一般是比较安全的，可以恢复，不必过于焦虑、紧张。

化疗引起的白细胞降低，尤其是中性粒细胞的降低，会增加感染的风险。患者要注意预防感染，充分休息，劳逸结合。根据白细胞数量降低的程度及时处理，其中包括使用"升白针"——重组人粒细胞集落刺激因子。"升白针"能促进造血细胞的增殖、分化和成熟，调节中性粒细胞的增殖分化和成熟，也可使中性粒细胞释放至血流，使外周中性粒细胞数量增多。因此，可以有效缩短白细胞降低的时间和程度，从而降低感染的风险，是化疗最常用的辅助治疗措施之一。"升白针"虽然也有不良反应，例如骨痛及关节肌肉酸痛，少部分患者还可出现骨髓增生不良和肝肾功能受损，但总体上是非常安全的。

11. 化疗为什么会恶心？

恶心是化疗药物最常见的胃肠反应之一。这是因为化疗药物刺激胃肠道或大脑的呕吐中枢引起的。除了恶心，有的患者还常常会呕吐、腹泻、便秘等。

不同的化疗药物导致恶心、呕吐等不良反应的强弱程度不同。患者要有乐观积极的心态及信心，少量多次进食易消化、有营养的清淡食物。同时，应配合医生，合理应用镇吐药物。常用的镇吐药物有甲氧氯普胺、苯海拉明、格拉司琼等。另外，还有许多新型的药物对于化疗引起的急性呕吐、迟发性呕吐有良好的控制作用，60%~70% 的患者不再出现明显的恶心、呕吐等反应，使化疗期间的生活质量得到明显的改善。

12. 化疗药物为什么会伤肝伤肾？

肝损伤、肾损伤和尿道刺激症状是化疗药物常见的不良反应。化疗药物进入人体后，会集中经过肝脏、肾脏、尿道，产生相应的毒性反应。

在化疗时，多数治疗方案配套使用预防性的保护肝脏的药物。常见的肝脏损伤是急性、轻度、可恢复的。当然也有少部分长期使用化疗药物的患者可能会出现慢性肝损伤。

肾损伤和尿道刺激症状是化疗药物的泌尿系统毒性。泌尿系统常是化疗药物的代谢和排出通道。尿道刺激症状一般是一过性的，在化疗结束后会缓解、消失。被损伤的肾脏结构可以是肾小球、肾小管、肾间质等。对于既往存在肾脏基础疾病的患者，要尽量避免使用有肾脏毒性的化疗药物，或者调整化疗药物的使用剂量和给药方法，比如顺铂有潜在肾毒性，使用时可采用多输液、利尿等措施来降低肾脏毒性。

13. 化疗会脱发吗？

脱发是头发以及面部、四肢、腋下、阴部等处的毛发部分或全部脱落，可发生于化疗开始后的数天至数周内（图 8-3）。它是由于化疗药物损伤头发增殖期的毛囊细胞引起的，是化疗的一类常见不良反应，有的是永久性的，有的是暂时性的。暂时性的脱发在化疗过程中或停止后会逐渐长出新生毛发，但可能与以前的不一样，例如颜色变浅、形状卷曲、质地柔软等。

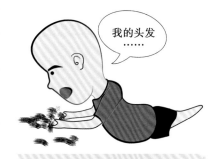

我的头发……

图 8-3　脱发是化疗的常见不良反应

患者在化疗开始前，可以询问医护人员是否会脱发。如果脱发的可能性很大，可以干脆在化疗开始前就剪短甚至剪光头发,把处理脱发变得更简单。同时,可选购假发。脱发后,要注意保护头皮,外出时应戴头巾、帽子或假发,枕套的质地应柔软、细腻。

14. 化疗影响正常生育吗?

化疗要考虑对生育的影响。因为多数化疗药物有生殖毒性或损伤性腺,引起不育,或影响细胞的染色体,引起畸形。

化疗药中,以烷化剂,如环磷酰胺、异环磷酰胺等的性腺毒性最为突出。尽管有些化疗药,例如顺铂,未必会影响生育,但如果患者未来有生育的要求,建议在化疗前咨询生殖专家,提前进行相关的生殖准备,例如人工辅助生殖。已婚的女性患者,最有效可行的方法是胚胎冻存,实际上是运用试管婴儿的技术。未婚的女性患者可以考虑冻存卵子或者卵巢组织。男性患者可以考虑冻存精子。

15. 如何判断化疗的疗效?

如果是肿瘤晚期的患者,化疗的疗效一般是根据病灶在 CT、MRI 等的大小变化来判断。目前,有国际通用的评价标准。根据患者的具体情况,一般每治疗 1~2 个周期,复查评估一次。如果选取观察的病灶缩小超过 30%,可以认为临床缓解,化疗有效;反之,病灶增大超过 20%,则应认为疾病进展,化疗无效。若在两者之间,属于稳定。

疗效评估后的治疗选择,需要由临床医生结合患者的实际情况决定。随着医学的发展,当前化疗在部分肿瘤中取得了良好的疗效,但各病种的化疗疗效差别很大,部分可以达到根治,部分可以延长患者的生存时间。大量的临床证据表明,总体上化疗可以延长肿瘤晚期患者的中位生存时间,改善生活质量,但很多因素包括肿瘤的恶性程度、扩散范围、患者的身体情况,均可能影响疗效。

16. 为什么开始化疗效果很好，后续效果不好了？

有的化疗药物初始阶段效果好，后续治疗效果不好，这种情况称为化疗药物的耐药性。耐药性可以分为原发耐药性和继发耐药性两大类，是影响化疗效果的重要因素。对一种抗肿瘤药物产生耐药性，可能会对结构和功能相似的其他药物也产生交叉耐药性。

肿瘤细胞耐药性的机制相当复杂，常见的有以下几种：①药物的转运或者摄取过程障碍；②药物的活化障碍；③作用点相关酶质和量的改变；④修复机制增加；⑤药物排出增多；⑥激素受体减少或者功能丧失等。

如果出现了耐药，一般需要调整治疗方案，包括多药联合使用，选择不同作用机制的药物序贯使用，提高化疗药物的剂量等。

二、靶　向　治　疗

1. 什么是靶向治疗？

靶向治疗不是病灶长哪治疗哪，主要是指靶向药物治疗。靶向药物的治疗靶点是癌细胞里特有的，大部分正常细胞却没有的，可以是蛋白、核苷酸片段，或者基因的产物。因此，靶向药物主要针对肿瘤细胞，类似于打靶，具有特异性和有效性，疗效好，不良反应轻，不易发生耐药，同时安全性优于细胞毒性化疗药物，成为肿瘤治疗的热点、闪光点。

靶向治疗前需要进行相关的基因突变检测，找到治疗的靶点，才能选择对应的靶向药物。如果不进行检测盲目选择靶向药物，不仅没有疗效还会带来相关的不良反应。

2. 用于头颈肿瘤的靶向药物有哪些?

针对头颈肿瘤而研发的靶向药物种类很多,包括表皮生长因子受体拮抗剂、多靶点激酶抑制剂、抗肿瘤血管生成剂等。常用的药物有西妥昔单抗、尼妥珠单抗等。

靶向药物虽说是肿瘤治疗的热点和闪光点,但是以鳞状细胞癌为主的头颈部恶性肿瘤,仍然以手术为主要治疗方法。靶向药物治疗无论与化疗联合、与放化疗联合、还是靶向药物之间联合治疗,仅用于辅助治疗。因此,肿瘤还是要早发现、早手术治疗。

3. 靶向治疗有哪些常见的不良反应?

靶向药物与化疗药物的作用机制不同,所以不良反应也不同。化疗药物常见的不良反应包括恶心、呕吐、脱发、白细胞降低等,而靶向药物常见的不良反应包括皮疹、关节痛、手足皮肤反应、发热、腹泻、高血压等。

三、免疫治疗

1. 什么是免疫治疗?

免疫治疗是一大类治疗的简称,是通过不同方式增强患者的抗肿瘤免疫和打破肿瘤的免疫抑制来起到抗肿瘤的作用,包括主动免疫治疗,如肿瘤疫苗;被动免疫治疗,如免疫细胞输注;非特异性免疫调节剂,包括白介素、干扰素等细胞因子,以及最新的免疫检查点的抑制剂,如 CTLA-4 单抗(伊匹木单抗）及 PD-1 单抗等。

2. 可以尝试使用 PD-1 单抗吗?

PD-1 单抗是一类免疫治疗药物,由于它在多个瘤种中的显著疗效,以及可用于多种肿瘤的治疗,其中包括头颈部肿瘤,主要适用于不能手术的患者。但 PD-1 单抗并不是万能的,它不是"神药",不是所有的患者都有效。

符合临床研究条件的患者可以尝试使用 PD-1 单抗类药物。PD-1 单抗属于免疫治疗,常见的不良反应包括皮疹、腹泻、肝损伤、肺损伤、甲状腺功能异常等,少见的不良反应包括垂体炎、脉络膜炎等。与传统的化疗等不尽相同,PD-1 单抗使用期间需要密切观察。

3. 肿瘤患者能参加临床研究吗?

肿瘤相关的临床研究一般是指新的抗肿瘤药物或者治疗技术在临床上的验证过程,遵循国际及国内的研究设计规范,以不损害患者利益为基本原则。

目前,肿瘤的治疗发展迅速,新的药物、新的技术层出不穷。肿瘤治疗指南通常建议在缺乏有效治疗的情况下,推荐肿瘤患者参与临床研究,希望患者在新的治疗中获益。所有的临床研究都要求患者的参与完全出于自愿,并可以无条件随时退出。

（崔传亮）

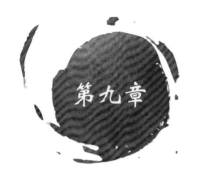

第九章

肿瘤治疗后怎样恢复？

1. **为什么口腔颌面部肿瘤治疗后还会复发？**

　　良性肿瘤一般生长缓慢，有包膜，边界清楚，手术后复发的概率比较低。肿瘤复发主要是指恶性肿瘤的复发。

　　恶性肿瘤治疗后复发主要是因为肿瘤没有包膜，与周围的正常组织没有边界，像树根一样深入四周组织，甚至侵犯一些重要的器官比如颈部的大动脉、脑组织等，造成手术难以彻底切除，术后有可能残留癌细胞，引起复发。

　　不同的恶性肿瘤复发风险也不一样，有的肿瘤恶性肿瘤很"温和"，被称为低度恶性肿瘤，手术切除后较少复发，很少转移；有的恶性肿瘤较"凶猛"，被称为高度恶性肿瘤，手术切除后容易复发，多转移，甚至在肿瘤被发现的时候就已经沿着淋巴或者血液通道发生了转移。无论是低度恶性肿瘤还是高度恶性肿瘤，治疗得越早，治疗效果越好。

2. 口腔颌面部恶性肿瘤治疗后有什么方法可以避免肿瘤复发？

口腔颌面部恶性肿瘤治疗后，没有可以避免肿瘤复发的方法。大部分口腔颌面部恶性肿瘤以手术治疗为主，放射治疗、化学治疗为辅，靶向治疗、免疫治疗等对少部分肿瘤可能也有效果。如果癌细胞能成功地躲过这些方法的"围堵追杀"，依旧残存于身体内且继续生长，或出现疼痛麻木，或成为肿块、溃疡，或在医学影像学表现中出现结节等，这就是癌的复发。

既然无法防止肿瘤复发，那就必须尽可能早发现。与原发口腔癌一样，如果能在复发肿瘤非常小的时候早发现早治疗，依然有希望将复发的肿瘤切除干净，最终彻底治愈肿瘤。

3. 口腔颌面部恶性肿瘤治疗后多久复查一次？

一般推荐在肿瘤治疗后的第 1 年，每 1~3 个月复查 1 次；第 2 年，每 3 个月左右复查 1 次；第 3~5 年，每 6~12 个月复查 1 次；第 5 年后，每年复查 1 次。经过治疗的口腔颌面部恶性肿瘤如果还有残存，将会继续生长，大多数将在治疗后的 2 年内被发现。也就是说，大部分复发肿瘤是在治疗后的 2 年内被发现的。所以，在治疗后的 2 年内必须要比较频繁地定期复查。当然，如果发现异常情况，例如出现局部疼痛、麻木、溃疡、肿块等，且 2 周以上未愈，一定到复查。

复查要找参与诊治的医生，例如手术医生、放疗医生或化疗医生。因为这些医生不仅最了解情况，而且非常关心治疗的结局。通过定期检查，万一肿瘤复发，就可以早发现、早诊断、早治疗。

4. 口腔颌面部肿瘤治疗后复查要检查什么项目?

一般而言,复查时医生首先会仔细倾听患者的叙述,了解治疗后恢复的情况,以及是否出现了新的变化,例如:新近发生的感觉异常和功能受限、颜色和外形变化等。同时,医生还会观察手术伤口的恢复情况,通过临床触诊等手段初步判断是否复发。

根据病情需要,医生会安排相应的影像学检查,比如 B 超、X 线片、CT、MRI 等。这些检查能够比较准确地发现身体深在部位的变化,医生根据这些变化可综合分析是否出现了肿瘤复发等。对于某些高度恶性的肿瘤,还要检查是否发生了远处转移。

5. 出现哪些症状提示肿瘤可能复发了?

肿瘤治疗后,如果在原来病变的区域再次出现肿块、溃疡、出血等改变,或出现疼痛、麻木等感觉,需要警惕肿瘤复发的可能。由于口腔颌面部恶性肿瘤会发生颈部淋巴结转移,颈部出现肿块也是复发的征象。如果肿瘤复发位于身体的深部,可以表现为疼痛、麻木、张不开口等症状,但多数情况下是没有症状的,往往需要通过 CT、MRI 等影像学检查才能被发现。

由此可见,治疗后的复发肿瘤与治疗前的原发肿瘤很相似。不同的是,复发肿瘤出现在手术后或放疗后,而原发肿瘤发生在正常的机体中。有些治疗后发生的改变可能是手术、放疗后的改变或手术后遗症。例如,手术的瘢痕疙瘩也可以表现为包块。所以,手术后出现的改变未必是肿瘤复发,不必恐慌,要联系医生复查,由医生分析、判断是否为肿瘤复发。

6. 口腔颌面部肿瘤治疗后饮食上需要注意哪些问题？

早诊早治的口腔癌，治疗后几乎对生活没有什么影响，饮食与患病前一样，无需特别注意。

未能及时发现的口腔颌面部肿瘤，因肿瘤的侵犯和手术的破坏，多半会影响患者的咀嚼、吞咽等功能。如果还进行了术后辅助放射治疗或化学治疗，还可能造成唾液较少，对进食也有比较大的影响。所以，治疗后应按照流食-半流食-软食-正常饮食的顺序，循序渐进地过渡、恢复。部分患者由于舌、颌骨、牙齿、唾液腺等器官受肿瘤和治疗的双重影响，只能部分恢复到患病前的状态，有的甚至只能靠鼻胃管进食。从食物种类上来说，不仅没有特别限制，反而要注意食物种类多样化，实现营养均衡。羊肉、海鲜等也可以大胆地吃，适量就可以。建议按健康人的要求，参考《中国居民膳食指南》，不吃过多辛辣刺激性的食物、腌制食品和过度烹调的食物。

7. 做完手术后可以抽烟喝酒吗？

口腔颌面部肿瘤治疗后一定要戒烟限酒。

烟、酒、槟榔是Ⅰ级致癌物，是比较明确的口腔癌发生的危险因素。某些良性肿瘤（比如腮腺沃辛瘤）也与吸烟有关。吸烟还会影响口腔卫生环境、伤口愈合等。既吸烟又嗜酒的患者口腔癌发生的可能性会增加30倍。因此，手术后需要戒烟限酒。同理，如果之前有咀嚼槟榔的习惯，口腔癌手术后也不能再咀嚼槟榔。

如果是很早期的口腔癌，假设通过手术已经全部切除干净，不会再复发，可以吸烟、饮酒、咀嚼槟榔吗？答案是否定的。虽然第一次口腔癌被切除了，但是口腔黏膜的其他部位，因吸烟、饮酒、咀嚼槟榔依然是发生口腔癌的高危部位。这种第一次癌已经被彻底治愈，又出现了新的癌，医学上称为多原发癌。口腔癌无论是否被彻底治愈,都必须戒烟限酒,停止咀嚼槟榔,以预防多原发癌。

8. 口腔癌手术后可以正常工作生活吗?

口腔癌患者如果能做到早发现、早诊断、早治疗,对患者生活质量的影响是比较小的,可以比较正常地工作、生活。越早治疗,对口腔结构的影响越小,越可以正常生活。肿瘤越大,手术后对生活质量的影响也越大。另外,如果需要进行放疗、化疗等其他治疗,也会对局部组织造成一定影响。比如放疗后可能引起唾液减少,造成口干的症状,还可影响局部组织的血运,严重的可能会造成正常的颌骨出现感染和坏死。

总之,口腔颌面部肿瘤如果没有早发现,肿瘤侵犯和治疗的影响会造成口腔内器官的缺损,比如舌、颌骨、牙齿等,从而影响患者的外观(面部塌陷、畸形等)和口腔功能(进食、咀嚼、吞咽、发音等),只能部分恢复工作、生活。

9. 口腔颌面部肿瘤治疗后可以吃中药吗?

目前,没有科学的证据说明中医中药对肿瘤有治疗与预防的效果,而且可能会耽误肿瘤治疗、治疗后的康复与适应,甚至引起肝肾损伤。因此,在口腔颌面部肿瘤治疗的全程,即治疗的前、中、后,不推荐患者找中医、吃中药。

以口腔癌的治疗为例,手术是主要的治疗方法,放疗、化疗等为辅助治疗方法,越早发现越早治疗,效果也越好,治疗的影响也越小。切勿认为吃中药可以治疗口腔癌而延误了及时诊治。

口腔癌治疗后,考虑到中药的肝毒性、肾毒性,也不推荐用中药,尤其不推荐长时间服用中药。

10. 口腔肿瘤术后怎样保持口腔卫生？

口腔肿瘤术后,患者应当特别注重口腔卫生的维护,包括自身口腔卫生维护、专业医生口腔健康维护。

自身口腔卫生维护要求患者必须坚持良好的口腔卫生习惯,早晚2次刷牙,每次饭后漱口,每天使用牙线。在每次进食后可以多饮用清水,用淡盐水或者漱口水漱口,尽量减少口腔内食物的残留。

专业口腔健康维护要求患者定期、主动找口腔科医生检查,发现问题及时处理,这是特别重要的。很多肿瘤患者治疗后口腔功能存在异常,只能进食软食甚至流食,缺乏机械咀嚼等活动,不利于口腔清洁。而且,手术时有可能切除了部分唾液腺,或放疗造成了唾液腺的损伤,导致口腔内唾液减少,也会对口腔卫生造成较大的影响,导致口腔疾病更加好发、难治。

11. 口腔癌术后还能镶牙吗？

口腔癌患者术后有的能镶牙,有的无法镶牙,关键在于口腔癌是否能尽早诊断、尽早治疗。

如果没有及时治疗口腔癌,手术将不得不切除很多牙齿和大块颌骨,常规的镶牙方法往往比较困难。因为口腔肿瘤患者的牙齿缺失往往是由于颌骨的缺失造成的,就像房子的地基没有了,房子也就盖不好。虽然现在可以从身体的其他部位取骨头(比如髂骨、腓骨等)将缺失的颌骨补上,但是毕竟跟原来的颌骨在高度、形状上存在差别。同时,牙龈等软组织状况的异常也会影响假牙的戴用。

目前比较有效的镶牙方法是采用种植牙的手段,在骨头里先植入种植体,作为支柱,然后在上面镶牙。但是这种方法的成功率也受到很多因素的影响,低于常规的种植牙。

（王　洋）

第十章

家属如何帮助肿瘤患者？

1. 可以和肿瘤患者接触吗？

家属可以和肿瘤患者进行日常接触。肿瘤不是传染性疾病，不会传染，在患病前后和治疗期间，不必特别与患者隔离。相反，肿瘤患者更需要家人、朋友、近邻的理解、靠近、照顾。

放射治疗期间，肿瘤患者对周围人没有危害。患者在治疗室接受放射治疗，治疗结束后身上不会有任何放射线残留。即使是放射性粒子植入后，由于放射性粒子的辐射距离非常短，患者周围的普通人群也不必防护。孕妇和婴幼儿可与放射性粒子植入术后半年内的患者保持半米以上的距离，半年以后不需要任何防护。

在化疗期间，家属应避免直接接触化疗药物，以免误服药物。此外，还应避免直接接触患者的尿、便等排泄物，以免可能的化学成分造成身体损伤。

2. 怎样照顾肿瘤患者？

家属要多多陪伴，时时安慰，要让癌症患者知道自己的实际病情，不可隐瞒，更不可欺骗，要让了解自己病情的患者能够感受到周围的人在帮助他。

在医学领域，有一句写给医生的名言：有时是治愈，常常是帮助，总是去安慰。这句话同样适合患者的家属，重在帮助与安慰的过程，而治愈肿瘤的结局，可遇不可求。另外，家属的陪伴也非常重要（图10-1）。

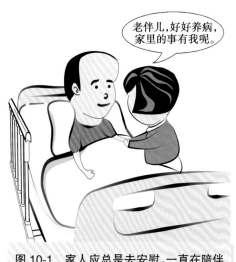

老伴儿，好好养病，家里的事有我呢。

图 10-1　家人应总是去安慰，一直在陪伴

面对口腔颌面部肿瘤，很多家属倍感后悔的有两件事：第一是不知癌会发生在口腔，早发现了却没有早诊断早治疗；第二是只想着治愈肿瘤，却忽略了帮助、安慰、陪伴。除非是早期，癌症的治疗是非常复杂的，是需要调动多方资源的"持久战""消耗战"，家属要引导患者积极、乐观地面对。

3. 肿瘤患者的起居环境有什么要求？

如果是良性肿瘤和早诊早治的恶性肿瘤，患者的起居饮食没有特殊的要求；如果是中晚期的恶性肿瘤，家属要营造适合患者的安全、卫生、舒适的居家环境。

首先，要安全。癌症患者不仅身体虚弱，还难免情绪低落，需要防患于未然，排除容易跌倒、滑倒、碰伤的因素。刚结束手术的、化疗期间的、晚期的患者，更需要随时有人搀扶，随处有依靠。

其次,要卫生。癌症患者可能容易发生伤口、胃肠道、呼吸道等感染。家属不可自行判断,在没有医生处方的情况下,随意买"消炎药"。需要家属做的是合理安排探视,避免人多嘈杂,多开窗通风。穿的、用的要勤换常洗,吃的、喝的要新鲜卫生。

最后,要舒适。安全、卫生的居家环境,不仅是客观的需要,也能让患者感受到被重视、被关爱、被帮助。

4. 怎样为肿瘤患者准备饮食?

为肿瘤患者准备饮食,关键在于食物的加工过程,此外还应合理分配食物的数量。换句话说,不必忌口,但要卫生,应少量多餐,尽可能让患者吃得舒服。

为了满足营养的需要,癌症患者在适当延续既往饮食习惯的同时,要注意食物的多样化,不能轻信"忌口"传言,牛羊肉等也可以吃。无论是哪种食物,都要做到卫生。食物要充分加热、熟透,用干净的餐具盛装,降温后应尽快食用,不能吃隔餐隔夜久置的熟食。此外,要让患者吃的时候舒服,吃完之后也舒服。口腔癌患者因为手术、放疗,咀嚼、吞咽功能受影响,食物要适当切碎、煮烂,可以加调味品。吃完后要询问患者是否舒服。如不舒服,应调整食物的量和种类。

5. 怎样帮助患者整理疾病文字资料?

家属帮忙及时整理、妥善放置疾病资料,能让患者感觉到被重视、被关爱。大部分口腔癌患者不能早发现、早诊断、早治疗,需要多个学科的多个医生参与和长时间随访复查。怎样向医生陈述问题,表达需要帮助之意,并不是一件容易的事。整理资料的过程是熟悉病情、整理思路的过程,有助于了解患者的病情。具体可按照手术后、放疗后、化疗后分类整理资料,还要复印住院就医的病历资料,按时间顺序整理,清晰标识,妥善存放。最好是简要概括出

重要的核心信息,例如:是什么病？ 患病多久了？ 怎样治疗的？ 治疗的结果是
什么？ 还有其他疾病吗？ 这些信息也就是医生所最关心的。

6. 怎样帮助患者拍照片？

　　家属除了帮助患者整理疾病文字资料,还可以定期拍摄疾病病灶、手术
后术区的照片,并按时间顺序整理,妥善保管。这是非常好的记录疾病信息、
监测疾病发展变化的方法。手术后,一般可以每隔一周左右拍一次。如果有
新出现的感觉异常或发现手术区域有异常变化,拍摄的时间间隔应该缩短。

　　拍照时要注意以下几点:

　　(1) 最大张口:即使有张口受限,也要尽可能地最大张口。

　　(2) 距离要近:不能远远地拍成全身照,也不可拍成"大头照",而应该是
局部特写照。以口腔内拍照为例,在最大张口的情况下,恰好把上下嘴唇全部
拍到即可,不拍鼻尖,也不拍整个下巴。

　　(3) 光线充足:不能站在暗处拍照。最好站在窗户边,口腔朝向窗户,让
自然光线把整个口腔照亮。同时,拍照的时候还要打开闪光灯。

　　(4) 对焦要准:拍照时,将相应的病灶对焦后再拍照。不能让患者自拍,
以自拍形式拍出来的照片相对比较模糊,往往看不清楚局部细节。

　　(5) 选取精华:每次拍照时,可以多拍几张,挑选出相对清晰的一两张照
片,按时间顺序存储。

　　向医生叙述病情时,可以同时向医生展示这些照片,从而有利于医生分
析病情。

7. 怎样帮助患者整理影像学资料？

　　影像学资料也建议按时间顺序整理存放并明显标识,这样不仅有利于就
诊时查找,也有利于医生前后对比分析(图 10-2)。

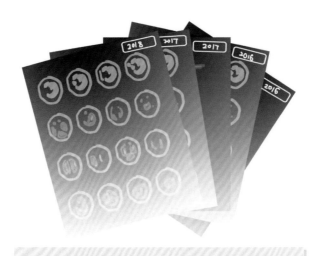

图 10-2　影像学资料按时间顺序整理存放并明显标识

影像学资料包括 X 线片、CT 片、MRI 片、PET-CT 片等。影像学资料能显示身体内部的结构状态,而照片仅能显示身体或口腔表面的状态。影像学资料不可以卷曲存放。如果有条件,可以请负责检查的影像科帮忙将影像学资料的数据信息存入光盘、U 盘。或者将影像学资料拍成照片,以照片的形式存储于手机里(图 10-3),有利于随时调阅。翻拍时,要把文字拍清楚,不能把文字拍反。

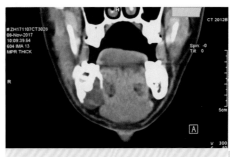

图 10-3　将影像学资料翻拍成数码照片

8. 如何看待患友会?

患友会是患者以一定方式(例如网络聚会、线下聚会)分享看病经验,交流康复心得,互相帮助,共同应对疾病。肿瘤患者加入患友会有利有弊。

对幸存者而言,互相鼓励是有利的。但是,不同患者的疾病、自身的条件、所处的环境千差万别,因此其他患者提供的经验与建议,特别是术后康复,可能不适用。另外,口腔癌若不能早发现、早诊断、早治疗,总体治愈率不高(图10-4),再听闻其他患友疾病复发、离世的消息,无疑会给患者增加很多思想负担。作为肿瘤患者的家属,如果遇到患友会不妨加入,从中汲取有利的、积极的信息,屏蔽不利的、消极的信息。

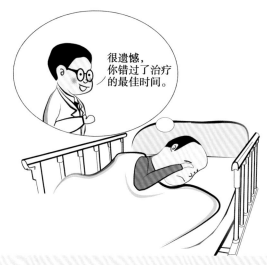

图 10-4 口腔癌早治疗效果好,但常被耽搁而延误了诊治

9. 怎样帮助患者应对复发恐惧?

口腔颌面部恶性肿瘤治疗后,患者会担心复发,这是正常的。随着时间的推移,对肿瘤复发的恐惧会逐渐缓解,但还应采取多种措施应对癌症复发恐惧。

首先,家属要反复暗示患者,身上有确切的癌灶存在才是癌症患者。如果没有癌灶存在的证据,就可以认为是一个健康人,不必整天担心。

其次,家属要不断强调,既然是一个健康人,身上没有癌灶存在的证据,不用参与非正规医疗机构组织的"抗癌""防癌"活动。不必忌口,不能吃中药抗癌,更不应接受"秘方"。这些是无效的,却等同于暗示癌症复发。

最后,家属要经常鼓励患者力所能及地恢复生活与工作,包括做家务事、购物、探亲访友。

10. 怎样倾听患者的诉说?

家属要耐心,在患者说话的时候,不可轻易打断;要宽容,在患者生气的时候,不可与之争吵。要让患者感受到被关爱,使之努力保持积极的心态,帮助患者尽量往好的方面去想。

恶性肿瘤患者常有易怒、失望、焦虑、恐惧、沮丧、无助感、孤独感,应鼓励患者向周围的亲人、挚友坦率地表达这些感受。作为家属要当好倾听者,让患者体验到倾诉的益处。也可以让找心理咨询师,特别是肿瘤心理医生。或者,鼓励患者走出家门,力所能及地做些事,帮助患者从癌症及其带来的担忧中解脱出来。此外,还可以鼓励患者用文字记录生活,回忆往事、感悟人生、畅想未来。

11. 如何回答"还能活多久"?

身体内的恶性肿瘤,如果无法被清除、控制而持续进展,会成为晚期癌症。晚期癌症患者的生命预期是有限的。在这个阶段,患者常会问还能活多久。建议患者珍惜当下,努力过好每一天,或者说把每一天都当作人生的最后一天,过得有尊严、舒适、宁静。至于晚期癌症患者还能活多久,这是一个复杂、难以预知的问题。肿瘤的类型和侵犯范围、患者的年龄和身体状况等,都是影响因素。

12. 什么是缓和医疗?

晚期癌症患者的治疗要以缓和医疗为关键。缓和医疗又称舒缓医疗、安宁疗护、姑息医学,是在重视生命的同时,承认死亡是不可回避的正常过程,不加速死亡也不延后死亡,不让患者消极地等待生命终结,也不主张不惜一切代价救治,而是努力解除临终痛苦,显著改善生活质量与生命质量,给生命的最后旅程以尽可能的尊严、舒适、宁静。

晚期癌症患者不再进行手术、化疗、放疗,也不建议行插管、呼吸机等有创救治。其主要目标是控制疼痛和治疗其他痛苦症状,包括躯体、社会心理的困扰,预防和缓解身心痛苦。一般要用吗啡,虽然会成瘾,但对于不可根治的癌症患者而言,镇痛比成瘾更加重要。

13. 什么是"四道"?

晚期癌症的患者向亲朋好友道爱、道歉、道谢、道别。作为患者的亲朋好友向患者道爱、道歉、道谢、道别,并尽可能帮助患者做到这些,简称"四道"。

道爱:双方互相表达爱意。对患者而言,这是在其人生的最后阶段最大的温暖、赞同和奖赏。

道歉:共同回顾生命中曾经发生的令人遗憾的事情,并互致歉意,化解当事双方的心结。

道谢:在人生的最后阶段,互相说声谢谢,会让患者以更轻松的心态离开这个世界。

道别:互相道别,以舒缓死者生前的恐惧。同时,在生前互相道别也可以使生者能更快地从丧亲之痛中走出来。

（王佃灿）

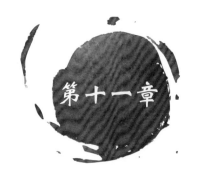

第十一章

口腔颌面部常见的良性肿瘤和瘤样病变

1. 什么是乳头状瘤?

口腔乳头状瘤是口腔里具有菜花状外观,突出于黏膜的小肿物,是口腔较常见的良性肿瘤,常发生于咽喉附近、舌和嘴唇,病灶不大,附近的软组织也比较柔软,没有疼痛等症状。部分乳头状瘤和人乳头状瘤病毒感染有关,多表现为多发或弥散分布,任何年龄均可发病。一些乳头状瘤的病因不明,可能和不良刺激有关。

乳头状瘤的治疗首先要分清发病原因。如果和病毒感染没有关系,手术切除的效果比较好。如果是病毒引起的,应该在手术切除以后增强免疫力,进行抗病毒治疗。此外,应定期复查,预防复发。

2. 为什么口腔里的纤维瘤易复发?

纤维瘤一般表现为无痛肿块、质地较硬、表面光滑、边缘清晰,可以发生在各个年龄段。口腔内的纤维瘤多发生于牙齿周围、颊部或腭部。由于这种包块突出于软组织,容易被咬伤,表面可破溃并继发感染,引起疼痛。

纤维瘤是上皮纤维结缔组织的增生,病因不明,可能与局部刺激有关。口腔里的假牙、排列不齐的牙齿或锐利的牙尖等都可能刺激软组织形成慢性炎症,造成结缔组织增生而形成纤维瘤。

怀疑纤维瘤,要尽早诊治。纤维瘤的治疗方法为手术完整切除,并且也只能在手术后进行病理检查,才能有明确的诊断。同时,在手术前后,要进行全面的口腔检查,积极治疗牙齿疾病、清除牙石,尽量消除纤维瘤发生的可能因素。

3. 牙龈瘤术前、术后要注意什么?

牙龈瘤像肿瘤,但不是肿瘤,是和肿瘤类似的一种增生性疾病,有时会与牙龈癌混淆(图 11-1)。女性患者比较多见,常见于青年和中年人。它往往发生于两颗牙齿之间的牙龈,呈圆形或椭圆形,菜花状,颜色偏红,表面可能有溃疡。牙龈瘤一般生长较慢,在怀孕期间,因为全身激素水平的变化,可能迅速增大,在分娩后则缩小或停止生长。

牙龈瘤需要手术治疗,切除增生的病变组织。如果治疗后反复复发,应将病变组织完全切除,拔除牙龈瘤涉及的牙齿,并将邻近的牙周膜及骨组织一并去除。

牙龈瘤是由于局部刺激导致牙

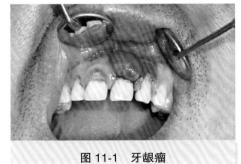

图 11-1　牙龈瘤

周膜及牙龈组织的炎性病变,口腔卫生不良、牙石刺激是引起牙龈瘤最常见的病因。因此,术前就应该开始建立,并持续终身地保持良好的刷牙、漱口和使用牙线的习惯,定期到口腔科就诊,及时清除牙石等不良刺激。在切除牙龈瘤的同时应去除牙龈瘤再发的诱因,从根本上达到治愈牙龈瘤的目的。单纯手术切除而不去除牙龈瘤的致病病因,会导致牙龈瘤的复发。

4. 什么样的血管瘤可以自行消退?

血管瘤是由于血管组织发育异常或者增生形成的软组织包块,在面部常常是片状的红色或者紫色肿物,边界清楚,表面不平整。血管瘤曾经的定义是先天性良性肿瘤或脉管畸形。现在明确病理特征后,认为传统分类中的草莓样血管瘤才是血管瘤,属于真性肿瘤,而临床上常见的、在过去被定义为"血管瘤"的病变其实大多数为脉管畸形。

血管瘤多见于婴幼儿出生时或出生后 1 个月,第 1 年生长迅速,以后逐渐退化,90% 以上可自行消失。其余脉管畸形不属于肿瘤,其内皮细胞增殖缓慢,随年龄增长而生长,不能自行消失。血管瘤是婴幼儿最常见的血管源性良性肿瘤,家长不必过于惊慌。血管瘤的特点是大多可自发性消退。随着婴幼儿的生长发育,在其 4 周龄或 4~5 月龄时会快速生长,一般在 1 岁后进入消退期。对于不影响患儿美观和功能的中小型血管瘤,可以等待观察。对于不稳定、大型或影响患儿美观和功能的血管瘤,应积极治疗,控制血管瘤生长,加速其消退,最大程度减少并发症的发生。

5. 血管瘤怎样诊治?

表浅血管瘤(图 11-2)因为有明显的特征,容易诊断。位置较深的血管瘤有时要靠穿刺、体位移动试验等来配合诊断。对于深层组织的脉管畸形为了确定其部位、大小、范围及血管吻合支的情况,可以采用超声、病变腔造影、血

管造影 CT、磁共振血管成像（MRA）等
辅助方法。

　　血管瘤与脉管畸形的治疗方法较
多，目前有手术治疗、硬化剂注射、血管
栓塞术、激光治疗等。对于复杂病例，
主张采用多种方法综合治疗。对于少
数累及重要部位（鼻、眼睑等）或者影响
功能（呼吸、视力等）的血管瘤可以早期

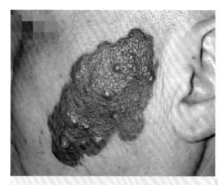

图 11-2　血管瘤

行手术治疗。近年来，平阳霉素等药物的瘤内注射治疗血管瘤和脉管畸形取
得了良好的效果，主要适用于静脉畸形和淋巴管畸形。

6. 囊肿是肿瘤吗？

　　就疾病本质而言，囊肿是由囊壁和囊内容物组成，不是肿瘤；就疾病表现
来看，囊肿的样子像肿瘤，常表现为隆起、肿物，属于瘤样病变。

　　在口腔颌面部，囊肿的种类很多，很常见，其样子又与肿瘤类似。囊肿只
能用手术治疗，经病理分析才能明确诊断到底是不是囊肿。常有患者把肿瘤，
甚至是恶性肿瘤，误以为是囊肿而延误治疗，后悔莫及。所以，即使是很像囊
肿的疾病，也要积极治疗，尽量不要拖延，早诊早治。

7. 口腔颌面部有哪些常见囊肿？

　　在口腔颌面部，常见的囊肿有皮脂腺囊肿、皮样（表皮样）囊肿、甲状舌骨
囊肿（图 11-3）、鳃裂囊肿（图 11-4）、颌骨囊肿等。有的与肿瘤容易鉴别，有的
却难以鉴别，不可忽视。

　　有的囊肿具有显著的特点，容易判断，例如：皮脂腺囊肿很表浅，就在皮
肤里；甲状舌管囊肿虽然很深，但多位于颈正中部位，罕见偏向一侧者，多见于

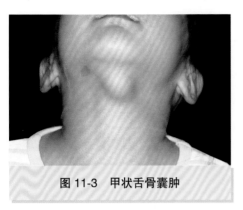

图 11-3　甲状舌骨囊肿

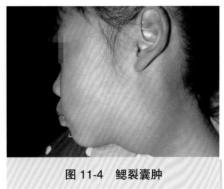

图 11-4　鳃裂囊肿

儿童和青少年,可以随吞咽而上下移动。但有些囊肿则不易被正确诊断,比如位于颈部的鳃裂囊肿,是由胚胎鳃裂残余细胞增生而形成的囊肿,多表现为无痛的肿块,生长缓慢,易伴发感染,出现红肿胀痛。其有可能与颈部的良性肿瘤,例如神经鞘瘤或转移癌相混淆,因此应及时找专科医生就诊,进行正确的诊断、及时的手术切除。

8. 皮脂腺囊肿会恶变吗?

与其他囊肿一样,皮脂腺囊肿也是由囊壁与内容物组成。当皮脂腺的分泌物潴留、堆积于皮脂腺囊状上皮内,即形成囊肿。皮脂腺囊肿好发于面部皮肤,也可见于躯干、四肢。口腔内由于不存在皮脂腺故不发生此病。

皮脂腺囊肿表现为面部皮肤的圆形肿物,突出于皮肤,肿物中间有一个凹陷的色素点。继发感染后会出现疼痛,反复继发感染并且不处理,则有可能会恶变为皮脂腺癌。所以,怀疑皮脂腺囊肿,要积极诊治,手术摘除囊肿及与囊肿粘连的皮肤。如果继发感染,先切开引流,等待感染消除后再行手术。

9. 什么是畸胎瘤？

畸胎瘤是一种先天性的肿瘤，是人体胚胎在发育过程中，原始胚胎细胞发生异位而形成的，男女均可发病。通常在婴幼儿期即可发现，随着人体的发育进行性变大。在口腔颌面部的畸胎瘤表现为腭部、口底、颌骨等中线处的肿块。其显著特点是肿瘤内有排列错乱的毛发、牙齿、皮肤、骨、肌肉等组织。

怀疑畸胎瘤，应该尽早手术摘除，并通过病理检查以明确诊断。如果确诊是畸胎瘤，预后很好，手术即可治愈，不会复发。需要警惕的是，畸胎瘤有恶变的可能，随着年龄增大，其恶变的可能性增加。

10. 什么是脂肪瘤？

脂肪瘤是成熟脂肪组织过度增殖形成的良性肿瘤，好发于躯干、四肢。在口腔颌面部也能见到，多数位于颊部腮腺区、颊黏膜下、口底等。其生长速度非常缓慢，质地柔软，与皮肤黏膜无粘连，患者多无自觉不适。如果生长快，变化显著，出现症状，则可能是恶性肿瘤，专业术语叫脂肪肉瘤。

在临床上，结合临床表现和影像学检查一般可以诊断脂肪瘤。脂肪瘤在CT上的特点非常明显，CT是推荐的首要检查方法。最终诊断需要对肿物进行病理检查。脂肪瘤是良性肿瘤，几乎不会恶变，手术切除即可，切除后几乎不会复发。

11. 什么是钙化上皮瘤？

钙化上皮瘤又名毛母质瘤，多发生在面部、颈部等区域的皮肤，在儿童多见，常发生在蚊虫叮咬后，表现为单发的皮下软骨样肿物或结节，圆形或椭圆形，边界清楚，皮肤表面正常或呈暗紫红色。儿童着急、哭闹时患处涨红。常缓慢生长，质地由软变硬。通常无自觉症状，当患处伴发感染时，病灶可增大，并表现出红、肿、热、痛等感染症状。这一病变与皮肤紧密粘连，但可推动，极少破溃，内含石灰样砂粒。

钙化上皮瘤需要手术切除。切除方式与皮脂腺囊肿相似，需切除部分与病灶相连的皮肤组织。钙化上皮瘤预后较好，手术切除后复发的可能性较小。

（李龙江 李 一）

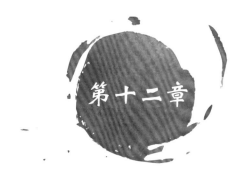

牙源性肿瘤

1. 什么是牙源性肿瘤?

牙齿本身不会发生肿瘤,但是形成牙齿的组织可以。牙齿肿瘤的专业名称为牙源性肿瘤,属于口腔颌面部肿瘤的一种。它是在牙齿发育过程中,形成牙齿的各种组织因生长失去控制而发生的。因此,其一般发生在颌骨内,尤其是牙根处的颌骨内。最常见的早期症状为牙齿疼痛、松动乃至脱落,常被误以为是一般的牙痛。如果不能够及时发现,这类肿瘤逐渐增大,可发展成明显的面部畸形。

牙源性肿瘤的发病率约占口腔颌面部肿瘤的6%。曾经有人对国内将近15万口腔颌面部肿瘤与瘤样病变手术患者进行统计分析,其中牙源性肿瘤有1万余人。

2. 牙源性肿瘤是良性的还是恶性的？

绝大多数(97%)牙源性肿瘤都是良性的,只有很少数(3%)是恶性肿瘤。

牙源性肿瘤发生在颌骨内。良性的牙源性肿瘤在颌骨内缓慢生长,没有症状,不容易被发现,常常是在拍颌骨 X 线片时才被发现。这些良性的牙源性肿瘤往往可以通过数年甚至数十年的隐藏生长达到很大的体积,逐渐引起颜面部不对称畸形或影响其他重要器官功能,如眼睛(出现视物模糊、复视等)、鼻(出现鼻塞)、牙(出现牙松动、移位、疼痛)等。当然,如果发现肿瘤长得快并且有明显的疼痛、下唇麻木,应警惕是恶性肿瘤的可能。

3. 常见的牙源性肿瘤有哪些？

常见的牙源性肿瘤大致可分为两类。第一类是牙齿形成组织发育不正常导致的肿瘤,比如牙瘤、成牙骨质细胞瘤。这类肿瘤的治疗除了需要去除肿瘤外,还需要拔除与其形成相关的牙齿。第二类是牙齿正常形成和萌出了,但是形成牙齿的"原始种子"遗留在颌骨内形成的肿瘤,比如成釉细胞瘤、牙源性角化囊肿和牙源性黏液瘤等。这类肿瘤的手术治疗主要是彻底去除形成的肿瘤和"原始种子",必要时也需要将受到影响的牙齿拔除。临床上最常见的三种牙源性肿瘤是牙源性角化囊肿、成釉细胞瘤、牙瘤。

4. 什么是牙源性角化囊肿？

牙源性角化囊肿,原称牙源性角化囊性瘤,多发生在青壮年,尤其是下颌骨的后部常见。它生长较慢,早期没有不适症状,所以很难被发现。大多是在拍 X 线片检查牙齿疾病时偶然被发现,或是当囊肿生长很大造成左右侧面部不对称时被发现。巨大的囊肿形成时会压迫周围组织结构,使之移位并出现相应症状,比如:眼球受到挤压移位,影响视力;牙根受到挤压导致牙齿松动、移位;颌骨大范围受压吸收破坏,出现骨折等。

牙源性角化囊肿复发率很高。所以,临床上怀疑这种疾病时,除了要完整、彻底刮除囊肿外壁外,还需要用腐蚀剂烧灼囊壁外的骨面或者用冷冻的方法辅助治疗,甚至在囊肿外切除部分骨头以防止残留囊肿的组织复发。对于患者来说,牙源性角化囊肿手术后,要按医生的要求定期复查。

5. 什么是成釉细胞瘤?

成釉细胞瘤是最常见的牙源性肿瘤,约占所有牙源性肿瘤的60%。大多数肿瘤生长在颌骨内,常导致颌骨膨大及面部变形。

成釉细胞瘤多发生于青壮年,尤其是下颌牙齿牙根下的骨头多见。肿瘤生长缓慢,初期没有不适症状,逐渐发展可使颌骨膨大,造成面部畸形。肿瘤生长到一定程度时可影响周围重要结构并出现相应症状,比如:肿瘤的生长导致牙根及周围骨头吸收,出现牙松动、移位等。长在上颌骨的肿瘤可影响鼻、眼,出现鼻阻塞,眼球移位、突出及流泪等。

成釉细胞瘤虽然属于良性肿瘤,但是并不像大多数良性肿瘤那样"规矩",肿瘤细胞常可扩散到周围的骨头中,手术时除了要完整切除肿瘤外,还应连同周围可疑有肿瘤细胞的骨头一起切除。尽管这样,术后仍然有复发的可能,故一直被归为临界瘤,意思就是说它的性质界于良恶性肿瘤之间。手术治疗后,应遵从医嘱,定期拍X线片复查。

6. 什么是牙瘤?

牙瘤并不是牙上长的肿瘤。牙瘤生长在颌骨中,是由一个或多个牙胚组织异常发育形成,可以看作是发育畸形,但并不是真正的肿瘤。牙瘤内可含牙胚组织以及不同发育程度的牙结构,形状不规则,有的有类似于牙的形状,有的只是一团紊乱的较硬的结构,周围被一层膜包裹。

牙瘤多发生于儿童和青少年。其生长缓慢,早期没有不适症状,往往在牙齿检查拍片时发现,或是牙瘤生长较大使所在部位膨大隆起时发现。

临床上牙瘤的诊断一般根据X线检查就能确定。治疗就是手术摘除,要连同其周围包裹的那层膜一起取出,一般不会复发。所以,出现牙瘤时不要过于害怕,就当是要拔一颗埋伏在骨头里的牙就好。

7. 牙源性肿瘤最常见的表现是什么?

牙源性肿瘤绝大多数发生在颌骨内,尤其是下颌骨,随着牙及颌骨的生长发育同期出现或晚些出现。因为大多数为良性肿瘤,所以早期生长缓慢,没有不适症状,当肿瘤生长到一定程度时会出现疼痛,快速生长,最后肿瘤可穿透骨头,进入周围的牙龈组织中。一旦出现颌骨膨大、面部畸形后,手术的创伤往往就会很大,所以应该定期口腔检查,保护好健康牙齿的同时,医生也会根据某些可疑的线索及时发现牙源性肿瘤的存在,从而达到早发现、早诊断、早治疗的目的。

8. 哪些人容易发生牙源性肿瘤?

牙源性肿瘤的发生特点不像其他肿瘤那样与吸烟、特异性病毒感染、放射损伤等因素有明确联系,它的具体发病机制以及相关因素还没有弄清楚,但是可以明确的是这类肿瘤的出现与牙齿的发育有重要联系。也正是这个特点,牙源性肿瘤患者大多数都是牙齿发育期以及刚刚发育完成的青壮年。但是因为早期肿瘤不易被察觉,往往可以在数年甚至数十年缓慢生长,等到发现时年龄可能就偏大。

如何知道自己有没有牙源性肿瘤?拍张颌骨的X线片就可以知道。常见的牙瘤、牙骨质瘤等在X线片中表现为团块状的白色影像,而成釉细胞瘤、牙源性角化囊肿、牙源性腺样瘤等在 X 线片的表现为一个腔或多个腔的黑色影像。

9. 牙源性肿瘤一定要做手术吗？

很多人觉得牙源性肿瘤就像普通的牙病一样简单，在早期发现牙源性肿瘤后觉得并没有不适，所以心存侥幸，轻视该病，觉得以后也不会对自己造成什么影响；或者是畏惧手术一拖再拖，导致肿瘤增长到不得不治的程度，此时付出的代价往往是大块的颌骨被切除以及多颗牙齿缺失，严重影响面部美观及牙齿咀嚼功能。所以，必须明确以下两点：

（1）牙源性肿瘤必须治疗，不能任由其发展。迄今为止还没有发现药物或者其他保守治疗方法能够阻止牙源性肿瘤的发展或者能使其自行消退。目前，牙源性肿瘤的治疗只能以手术切除为主。

（2）牙源性肿瘤应尽可能早期发现、早期治疗。虽然牙源性肿瘤大多属于良性肿瘤，生长缓慢，但是不能小看它。临床上常见患者的良性牙源性肿瘤有巴掌大小，一问病史才知道肿瘤已经发现了十余年，但因为始终不疼没有重视而延误了治疗。这时候切除肿瘤后对人的面部外形及口腔功能的损伤非常大。所以，牙源性肿瘤应该尽可能早期发现、早期治疗。

10. 牙源性肿瘤手术需要拔牙吗？

一部分牙源性肿瘤是牙齿的组织发育异常导致的，比如牙瘤、牙骨质瘤。这类肿瘤如果要手术，在去除肿瘤的同时还需要拔除相关牙齿。还有一些牙源性肿瘤是在牙齿正常形成和萌出后，形成牙齿的"原始种子"遗留在颌骨内形成的，比如成釉细胞瘤、牙源性角化囊肿和牙源性黏液瘤等，这类肿瘤的手术治疗主要是彻底去除形成的病变和"原始种子"，肿瘤区域不影响牙齿时不用拔牙。

11. 牙源性肿瘤怎么手术？为什么有人说用"开窗术"治疗肿瘤？

牙源性肿瘤的手术治疗方案主要有以下三种：

（1）摘除肿瘤：大部分牙源性肿瘤表面都包绕一层很薄的膜或是有些囊性肿物有囊壁，这层屏障把里面的肿瘤与外面的正常组织（骨或黏膜）隔开。所以，一般的肿瘤只要把肿瘤包膜或囊壁完整剥离，摘除肿瘤即可，一般不会复发。

（2）切除肿瘤及周围部分正常骨头：对于像成釉细胞瘤这样的肿瘤细胞可进入包膜外正常骨头中的肿瘤，往往要将肿瘤及其周围一定范围的骨头一并切除以降低术后复发率。对于恶性肿瘤还要根据恶性程度继续扩大切除范围，并且需要在术中进行切除边界的快速病理检查，以确保肿瘤被切除干净。

（3）开窗术：牙源性角化囊肿、单囊型成釉细胞瘤这样的类似囊肿性质的肿瘤，囊内因为不断有大量液体生成所以压力相对囊外较高，就像吹气球一样把肿瘤逐渐撑大。面对这样的肿瘤，临床上可能会尝试用"开窗术"的方法，即在口腔内容易操作的肿瘤部位切取一小块组织，进行病理检查以明确诊断。另一方面，降低囊内较高的压力，就像给撑大的气球放气，使肿瘤萎缩变小。当肿瘤范围缩到较小时再手术彻底切除，从而可以显著减少手术创伤，降低手术对功能的影响。

12. 牙源性肿瘤手术切除后对患者的影响是什么？

牙源性肿瘤手术切除对患者造成的影响主要是美观及咀嚼功能两方面。

大部分牙源性肿瘤的体积较小，可以通过在口腔内手术完整切除肿瘤，面部没有切口，也就不会在面部遗留手术瘢痕。切除肿瘤后缺损部位的骨头，一般也能够自行恢复，不会造成面部塌陷、畸形等影响美观的后果，也不会对口腔咀嚼、发音等功能造成影响。但是，如果肿瘤较大，或者是恶性肿瘤，需要切除骨头的范围相应变大，单纯口腔内手术难以达到完整切除肿瘤病灶的目的，不得不加用面部切口，术后会在面部遗留瘢痕。而且，因为切除肿瘤病灶较大，颌骨及连带的牙齿会缺失很多，严重影响术后面部美观及口腔的咀嚼功能。所以，一旦怀疑牙源性肿瘤，要尽早手术治疗。

13. 牙源性肿瘤术后多长时间复诊？

大多数牙源性肿瘤完整切除后不易复发。但是像成釉细胞瘤、牙源性角化囊肿、牙源性黏液瘤以及恶性牙源性肿瘤等的肿瘤细胞可以进入周围正常骨头，术后还是有一定的复发率。复发的原因在于：肿瘤包膜常不完整或者难以完整将包膜摘除，手术不能将病灶周围正常骨头中存在的肿瘤细胞完全切除。所以，牙源性肿瘤术后一般3个月、6个月、1年、2年、3年复查。复查时如果患者本身没有不适，只需拍一张X线片，通过与之前的片子进行对比，观察术区骨头恢复情况及是否有肿瘤的复发。有的患者忽略术后复查的重要性，这是不对的。

14. 牙源性肿瘤会不会恶变？

牙源性肿瘤一般不易恶变。但是像成釉细胞瘤这样的肿瘤，一旦反复复发，有可能出现恶变，甚至出现肿瘤细胞全身转移。还有少部分牙源性肿瘤本身即为恶性肿瘤，比如成釉细胞癌、牙源性透明细胞癌、牙源性影细胞癌等。这些肿瘤细胞往往早期就已进入周围组织，所以很难彻底切除，术后易复发，而且再次手术难度也会增大。因此，在治疗上，牙源性肿瘤的治疗以手术切除为主，尤其是对于良性的牙源性肿瘤一般不必选择放化疗，单纯手术切除完全可以达到较高的治愈率。对于某些恶性程度较高且肿瘤范围较大，累及周围致命性重要结构，手术难以完全摘除或者已无手术指征者可以考虑放化疗。

15. 牙源性肿瘤如果范围较大，术后功能能否恢复？

侵犯范围较大的牙源性肿瘤切除术后往往对患者美观及咀嚼功能等造成不同程度的影响，甚至临床上有时候会遇到患者半侧或更多下颌骨完全切除，术后口内牙齿基本上不能咬合，下巴偏斜，局部塌陷畸形明显。

随着医学技术的发展，用显微外科、移植组织瓣的方法，目前这种难题正在被逐步解决。可以从患者身体其他部位如腓骨、髂骨取骨移植到颌骨缺损的部位，并修整成尽可能和原来颌骨的形态相似，再在移植的骨上镶牙，既可以重现患者的面部外观，还可以恢复咀嚼、言语等功能。

16. 怎样预防牙源性肿瘤？

牙源性肿瘤的病因复杂且大部分机制还未明确，所以目前还没有有效的预防措施，只能积极处理口腔内可能的诱发因素，如拔除阻生智齿、处理残根残冠、去除不良修复体等。此外，还应增强早发现、早诊断、早治疗的意识，定期口腔检查。当自觉出现颌面部肿胀，膨隆，不明原因疼痛、麻木等症状时应及时就诊。如果确实怀疑牙源性肿瘤应及时治疗，不可侥幸拖延。大多数牙源性肿瘤早期生长缓慢，无自觉症状，应定期请专业医生检查口腔，才能及时发现问题，并早期处理。

（张　雷）

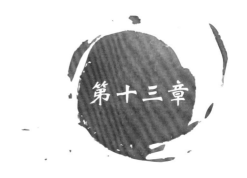

第十三章

唇癌、口腔癌、口咽癌和上颌窦癌

一、唇　　癌

1. 如何预防唇癌的发生?

唇癌是发生于上下唇红黏膜的恶性肿瘤,多发生于下唇,且以下唇中外1/3 间唇红黏膜处多见。好发年龄为 50~70 岁,男女比例为 7 ∶ 1。大部分唇癌是高分化鳞状细胞癌,多在良性赘生物的病变基础上发生,生长速度较慢,预后好,5 年生存率为 70% 以上。

唇癌可能与局部长期受异物刺激或强烈的紫外线照射有关,如:有较长时间吸烟史与饮酒史、辛辣饮食、长期咬下唇习惯或经常将金属等异物衔于嘴唇、野外作业者长期暴晒于烈日之下。此外,口唇上皮角化、白斑、疣赘、肉芽肿及裂口等长期不愈,亦可导致癌变。因此,预防唇癌要戒烟戒酒,少吃过烫和刺激性强的食物,户外活动时做好个人防护,防止暴晒。

2. 为什么唇癌常被疏忽、误诊？

早期唇癌的外观表现为局部唇红黏膜增厚或黏膜肿块，表面结痂，像疱疹状。早期唇癌的症状轻微，有时疼，有时不疼，医学术语叫间歇性疼痛，且疼痛较轻，不太影响日常生活。唇癌生长很慢，如果不知道癌会发生在嘴唇，很容易被疏忽而延误诊治。

随着癌细胞向邻近组织深入浸润，唇黏膜的肿块逐渐增大，出现火山口状溃疡或菜花状肿块，或干裂出血，或局部溃烂，表面凹凸不平，边缘不齐，覆有结痂，长期不愈（图 13-1，图 13-2）。疼痛也随之不断加剧并呈持续性剧痛，影响张口、进食和言语。若此时才就诊，等转诊到专业医生处，常已经耽误半年甚至 1 年以上。

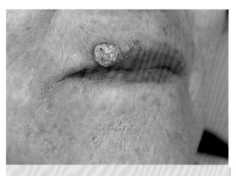 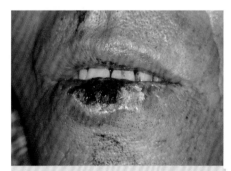

图 13-1　上唇唇癌，表现为肿物

图 13-2　下唇唇癌，表现为干裂出血，覆有结痂，长期不愈

3. 唇癌为什么要及时治疗？

早期的唇癌采用手术治疗效果非常好。有的采用放射治疗、激光治疗或低温治疗，也有良好的疗效。即使是相对晚期的唇癌，甚至已经有颈部淋巴结转移，手术切除癌灶，同时行颈淋巴清扫术，术后采取放化疗等辅助治疗，依然

有成功治愈的希望。唇癌手术切除后遗留的缺损用邻近组织瓣即刻整复,可获得良好的功能和美观效果。越及时治疗,治疗效果越好。所以,唇癌无论是否被疏忽都应该积极面对,及时治疗。

二、口　腔　癌

1. 常见的口腔癌有哪些?

口腔虽然不大,但它位于呼吸道与消化道的重要"当口",容易受到外界环境各种不良因素的刺激,导致口腔内黏膜组织癌变的发生。据国家癌症中心统计,每年新增口腔癌病例 4.81 万,与口腔癌致死相关病例达 2.2 万。

常见的口腔癌包括舌癌、牙龈癌、颊黏膜癌、腭癌及口底癌等,以鳞状细胞癌最为多见,多发生于 40~60 岁的成人,一般男性多于女性。其中最常见的是舌癌、牙龈癌和颊黏膜癌。早期可表现为黏膜白斑,表面粗糙,以后发展为乳头状或溃疡型,或者二者混合出现,其中又以溃疡型最为多见,有时呈菜花状,边缘外翻。口腔癌可造成进食、言语、呼吸等功能障碍,严重影响患者的生活质量,甚至危及生命。

2. 口腔癌为什么容易被误诊?

口腔癌初期的症状与口腔黏膜病变、常见的其他口腔疾病的表现有部分相似之处,容易把口腔癌误认为是口腔黏膜病或其他常见的口腔疾病。因此,需要提高警惕,特别是那些顽固难治、原因不明、经久不愈、变化较快的口腔疾病,要及时到口腔颌面外科,找口腔肿瘤专业医生诊查。具体来说,当口腔黏膜出现新生物、颜色改变、表面破坏、感觉异常或功能障碍等变化

(详见第二章),2~3 周没有好转趋势,就应警惕口腔癌的可能,应主动咨询相关医生。

3. 口腔癌能否保守治疗?

口腔癌只能以手术治疗为主,放疗、化疗为辅的综合序列治疗。保守治疗没有治愈口腔癌的希望,且不能依靠补品或中草药治愈。

单纯手术切除适用于无远处转移、能在安全边界外切除原发灶与颈转移灶的病变,或者对放疗效果不敏感的病变。

对于存在淋巴结转移或者肿瘤晚期累及周围组织较广泛的口腔癌,可在手术后 1 个月内补充放射治疗;对于腮腺、下颌下腺部位的肿瘤,范围大、累及组织广泛者可试行放射粒子植入近距离放射治疗。

口腔癌晚期病变累及范围广泛、手术难度大者,可于术前行诱导化疗,缩小病变后再行手术治疗。化疗也可用于复发性口腔癌的姑息治疗。

4. 舌癌为什么"看不见"?

舌癌是常见的口腔癌,与唇癌和其他口腔癌一样,常被耽搁,延误治疗。舌癌为什么"看不见"?

舌癌多发生于舌腹,就是舌与牙齿相贴的那一面,而且是相对靠后的舌腹,出现在舌尖、舌背的舌癌很少见(图 13-3,图 13-4)。只有伸出并抬起舌头才能看得见。舌癌从无到有到变大,在很长的一段时间内症状很轻微。另外,对于口腔的问题,很多人能忍则忍,不能意识到有病应及时就医,以为是"上火",自行购买"消炎药",或从未听说癌会发生在口腔,不重视,因此延误了诊治。

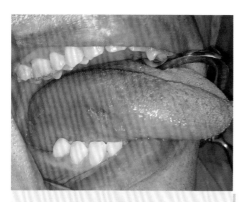 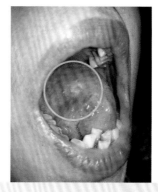

图 13-3 舌癌多位于靠后的舌腹，表现为溃疡，容易被延误诊治

图 13-4 舌癌表现为白色斑块、小溃疡（线圈示）

5. 牙龈癌为什么会被误认为是牙周炎？

当牙龈癌处于早期阶段的时候，仅表现为溃疡状、乳头状或结节状的牙龈小肿块，一般不会想到是牙龈癌，会误以为是牙龈炎、牙周炎（图 13-5）。甚至当牙龈癌向牙槽突浸润、发展，引起牙齿松动、脱落及疼痛时，依然会被当作牙周炎引起的牙痛、牙松动而拔牙。当拔牙后伤口经久不愈，并且伤口里满是

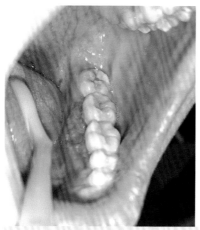 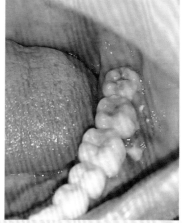

图 13-5 下颌牙龈癌被误认是牙龈炎而耽搁了手术治疗

菜花状肿物,此时是最典型的牙龈癌表现。因此,平时要做好口腔卫生,定期口腔洁治,重视牙龈炎、牙周炎的治疗。牙龈炎、牙周炎一般会同时出现在口腔内多颗牙齿上。而早期的牙龈癌是局限在某处牙龈,缓慢地变大。当出现局限的牙龈病变,要想到恶性肿瘤的可能。

6. 为什么说口底癌是可以预防的?

口底癌是发生在舌与下颌骨之间 U 形区域的恶性肿瘤,早期常表现为舌系带一侧或两侧的溃疡,经久不愈,肿瘤易越过舌系带侵犯对侧,并累及牙龈及下颌骨舌侧骨板。伴随着肿瘤逐渐长大向深层组织浸润,可导致舌活动受限,固定于口内,影响吞咽和言语。

口底癌患者绝大多数是有吸烟和饮酒习惯的男性中老年人。无烟酒嗜好的口底癌患者非常罕见。可以说,吸烟与饮酒是口底癌明确的危险因素。换句话说,不抽烟不饮酒是能够预防口底癌的。所以,有吸烟和饮酒习惯的男性中老年人,如果出现口底溃疡并且超过 2 周以上不愈合,应警惕口底癌。

7. 颊黏膜癌为什么会影响张口?

颊黏膜癌指发生于上下颊沟之间,翼下颌韧带之前的区域,包括唇内侧黏膜的恶性肿瘤。与其他口腔癌一样,具有强大的侵袭、破坏力,若不能及时手术,而是保守治疗,将会不断地向深处浸润,累及肌肉,影响张口,专业术语叫张口受限。

张口受限提示颊黏膜癌已经不是早期。早期的颊黏膜癌无明显症状,多表现为黏膜表面粗糙,随着病变发展可表现为长久不愈合的溃疡、新生物或浸润的硬结。此外,口腔的很多疾病都会出现张口受限,例如颞下颌关节紊乱病、间隙感染等。

8. 治疗口腔癌都需要拔牙吗?

口腔癌的治疗最主要的是手术扩大切除病变,是否拔牙要视牙齿与癌的关系而定。若病变未累及牙齿,并且牙齿不是导致肿瘤的潜在危险因素,则可以不拔牙。若肿瘤累及牙齿,出现牙齿松动、疼痛,则需要拔除一颗或数颗牙齿。若肿瘤发生在颌骨,相应范围的牙齿即使没有出现松动或者疼痛,根据肿瘤治疗原则,该范围的牙齿均应与相应的颌骨病变一起去除。

当然,牙齿本身是残根、残冠或有不良修复体,存在导致肿瘤或者成为病原牙的危险因素,或有可能影响辅助放疗,则必须拔除,或至少要进行调磨。

9. 口腔癌的治疗周期有多长?

口腔癌的治疗是强调以手术为主的综合治疗,根据患者全身状况、肿瘤的性质、发展阶段制订个体化治疗方案。根据手术的大小和恢复的情况,口腔癌术后 2~3 周可出院。需要辅助放化疗的患者,依据术区的伤口愈合情况,一般在术后 6 周开始。对于中晚期口腔癌,需要行术前放疗或者术前诱导化疗,放化疗后 4~6 周再行手术治疗。

口腔癌治疗后需要定期随访,密切观察手术区域原发灶有无复发以及颈部淋巴结有无转移。随访周期一般为:治疗后第 1 年,每 1~2 个月随访 1 次;第 2 年,每 2 个月随访 1 次;第 3~5 年,每 6 个月随访 1 次;第 5 年后,每年随访 1 次。

10. 口腔癌晚期患者还需要手术吗?

口腔癌的治疗效果相比全身其他癌症是较好的,总的治愈率达 65%,早期治愈率可达 90%,说明晚期口腔癌也有不低的治愈率。因此,即便是口腔癌晚期也要及时就医,进行以手术为主的综合治疗。

必须注意,口腔癌要早治。口腔癌早期,手术对患者的生活质量影响较小。口腔癌中晚期,手术切除范围较大,常需同时行颈淋巴结清扫和游离皮瓣修复,术后外形,吞咽、言语功能及肢体活动均会受到不同程度的影响。但术后加以适当功能锻炼,如张口训练、发音训练、吞咽训练、提肩举手训练等,有利于各项功能恢复,并可逐渐过渡到正常饮食。

11. 口腔癌患者术后日常饮食及护理需要注意哪些问题?

口腔癌患者术后 2 周内由于术区肿胀未完全消除或局部伤口未完全愈合,主要以流质饮食为主。2 周以后,以半流质饮食为主,少量多餐,应注意吞咽功能的锻炼恢复并做好口腔卫生。无特殊情况,手术后 1 个月可以正常饮食。化疗期间,可以食用高蛋白、高铁、高维生素及升高白细胞的食品。放疗术后有口干者,可多饮水并进食含水量多的食物。肿瘤康复期,宜选用高蛋白、高铁、高维生素、中量脂肪、正常能量的平衡膳食。口腔清洁是口腔癌护理措施中必不可少的一项。患者自身也要树立战胜癌症的信心,出现异常不适情况及时就医复查。

12. 怎样预防口腔癌?

首先,要注意日常饮食,如长期食用过烫的食物,大量摄入烟、酒和嚼食槟榔等都是刺激癌变的不良因素。其次,要减少局部不良刺激,口内的一些残留牙根、牙冠、锐利的牙尖、制作不良的修复体或假牙应及时进行处理。此外,应积极锻炼身体,增强抵抗力。

一些口腔黏膜病变如白斑、红斑、口腔扁平苔藓等有很大的癌变可能,应该提高警惕,可在医生指导下尽早行预防性治疗或规范监测。要提高防范意识,认识和了解口腔癌,一旦发现口腔里有异常感觉或症状,要及时到正规医院就医,不要轻信网上的信息,要早发现、早诊断、早治疗,以免错过了最佳治疗时机。

13. 口腔癌会转移到哪些部位?

舌癌常发生早期颈淋巴结转移,且转移率较高。舌体具有丰富的淋巴管和血液循环,并且舌的机械运动频繁,这些都是促进舌癌转移的因素。此外,舌癌还可发生远处转移,一般多转移至肺部。

口底癌常早期发生淋巴结转移,转移率仅次于舌癌,一般转移至颏下、下颌下及颈深淋巴结,并且常发生双侧颈淋巴结转移。

下颌牙龈癌比上颌牙龈癌淋巴结转移早,同时也较多见,牙龈癌的远处转移比较少见。

颊黏膜癌常转移至下颌下及颈深上淋巴结,有时也可转移至腮腺淋巴结,远处转移较少见。

硬腭癌的转移主要是颈深上淋巴结,有时双侧颈淋巴结均可累及。

三、口 咽 癌

1. 口咽癌也是口腔癌吗?

口咽癌虽然与口腔癌很接近,但不属于口腔癌,不仅是因为二者位置不同,而且发病原因、治疗方法和预后等都有很大的不同。

口咽癌是发生在口腔后方的癌,包括扁桃体、舌根、软腭。口咽癌中90%是鳞状细胞癌,以黏膜溃疡、增生为主要表现(图13-6)。但也有其他少见类型,如淋巴瘤、小唾液腺癌、肉瘤、黑色素瘤等。

全球癌症统计显示口咽癌发病率为 1.6/10万,约占全身恶性肿瘤的 0.5%。国内口咽癌相对口腔癌发病率较低。有临床资料分析显示,扁桃体咽侧壁区癌最多,约占 51.3%;舌根癌次之,约占 34.0%;软腭癌最少,约 15.0%。

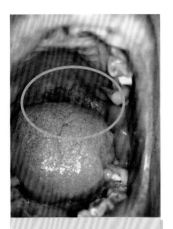

图 13-6　位于左侧软腭的鳞状细胞癌属于口咽癌,表现为增生、溃疡(线圈示)

2. 口咽癌发病与什么有关?

口咽癌根据发病因素不同可以分为两大类:一类是由非人乳头状瘤病毒(HPV)感染引起,如由于长期吸烟、酗酒导致;另一类是由于 HPV 长期感染导致。HPV 相关口咽癌为性传播方式,主要危险因素为性行为方式和性传播疾病史。HPV 感染与第一次性交年龄、第一次口交年龄、阴交伙伴数量、口交伙伴数量、随意性交史及性传播疾病史呈正相关。

HPV 是双链环状 DNA 病毒,有超过 150 种亚型或株,其中 11 种亚型归类为高风险诱发恶性肿瘤的潜能。HPV 16、HPV 18、HPV 31 和 HPV 33 亚型是最常见的 4 种高危型。HPV 阳性口咽癌 90% 以上为 HPV 16 亚型感染导致。HPV 病毒通过黏膜破损伤口"种植"到正常的口咽黏膜上皮,病毒 DNA 插入宿主细胞 DNA 中,从而导致正常组织细胞转化为恶性细胞。

3. 口咽癌早期有什么临床症状?

颈部肿块,咽部疼痛、异物感,吞咽不畅,黏膜溃疡等是口咽癌的临床症状。

相关文献显示,口咽癌的临床首发症状主要为间断性咽部疼痛(约占 40%),其他包括颈部肿块(占 22%)、咽部异物感(占 20%)、口咽黏膜溃疡(占 15%)。但促使患者就诊的症状多为颈部肿块(约占 35%)、咽部疼痛(占

25%)、口咽黏膜溃疡(占 11.0%)、口咽新生物(占 10%)、吞咽不畅或困难(占 5%)等。患者就诊时颈部触诊发现淋巴结肿大约占 58.5%。由此可见,导致很多患者就医的最多原因是颈部肿块,而此时已多为肿瘤中晚期,治疗效果明显变差。因此,有不明原因的持续咽部不适超过 1 个月应及时就诊,以期早发现、早诊断、早治疗。

4. 与口腔癌相比,口咽癌的治疗有什么特点?

与口腔癌治疗不同,口咽癌的治疗要考虑是否有 HPV 感染。HPV 阳性口咽鳞癌对于放疗、化疗更加敏感,预后明显好于 HPV 阴性口咽鳞癌。HPV 阳性口咽鳞癌更应强调放疗、化疗为主要的治疗方法。但 HPV 阴性口咽鳞癌对于放疗及化疗的敏感性相对较差,需要积极手术治疗,扩大切除肿瘤的范围,以降低局部复发率,提高生存率。口咽癌位置较深,空间狭小,手术不易操作。近年来,经口入路机器人微创手术的应用,使手术区域更大并且手术灵活性更高,是口咽癌手术的新进展。

5. 哪些因素影响口咽癌患者的预后?

口咽癌患者的预后与多种因素有关,包括:性别、发病年龄、HPV 感染、吸烟、酗酒、临床分期及治疗方法等。其中,HPV 感染和吸烟量被有关研究证实是影响预后最重要的因素。因此,口咽癌的治疗强调早发现、早诊断,早治疗。平时可以照镜自检,定期找专业医生检查。如果出现口咽部的异常感觉或变化,不能以为是"上火"或慢性咽炎,而是要找专业医生诊治。

四、上颌窦癌

1. 上颌窦在哪儿?

上颌窦属于鼻窦。鼻窦分四组,包括上颌窦、额窦、筛窦、蝶窦。鼻窦是被覆黏膜的含气空腔,有对吸入空气加温加湿,对咽喉发出声音进行构音调节等作用。鼻窦在两侧鼻腔成对称分布。如果把鼻腔鼻窦比作一套房子,它的结构应当是"4室1厅","1厅"是鼻腔,"4室"指四组鼻窦,而上颌窦就是其中最大的一间"房"。

两侧鼻腔各有一个上颌窦,位于上颌骨体内,即鼻的两侧,眼睛下方,上颌牙齿上方。在成人,上颌窦几乎占据了全部上颌骨体。如果把面部分为上、中、下三份,那么上颌窦及其所在的上颌骨体是面部中份的基石,是外形轮廓的主要支撑。

2. 上颌窦癌有哪些类型?

发生于上颌窦的恶性肿瘤统称为上颌窦癌。其中,90%为鳞状细胞癌,发生于上颌窦内的黏膜上皮。和口腔癌、口咽癌一样,也分为高分化、中分化、低分化,上颌窦癌以中低分化程度多见。除了鳞状细胞癌,也有一些其他类型的上颌窦恶性肿瘤,如腺癌、骨肉瘤、纤维肉瘤、淋巴瘤等,但并不常见。上颌窦癌占全身恶性肿瘤的1%~2%,占鼻窦恶性肿瘤的80%。因此,上颌窦癌并不罕见,是最常见的鼻腔鼻窦恶性肿瘤。

上颌窦癌多发生于40~50岁,男性多于女性,病因不明,无法预防。长期的慢性炎症刺激,如鼻窦炎、鼻息肉使上颌窦癌的患病率增高。长期吸入有害粉尘也可导致上颌窦癌的患病率增高,如木工、金属冶炼工人是上颌窦癌的高危人群。另外,一部分上颌窦的良性肿瘤,如乳头状瘤也可发生癌变。

3. 上颌窦癌有哪些症状?

早期上颌窦癌没有任何症状。随着病情发展可能会侵犯眼、面部、鼻、口腔、耳、脑神经,出现相应的症状。出现其中任何症状都提示上颌窦癌已进展破坏了周围结构。

(1)眼球突出,视物重影:上颌窦癌向上破坏眼眶底壁进入眼眶内会导致眼球突出,此时眼球运动不一致,会出现复视即视物重影。因大脑共济协调,重影症状可能会短暂缓解甚至消失,但这不是疾病缓解的迹象。

(2)面部膨隆、皮肤麻木:上颌窦癌破坏前壁会直接进入面部皮下,从而导致面部膨隆,双侧不对称。面部皮下的眶下神经如果受到累及,会出现面部麻木,或者面部有蚂蚁在爬行的感觉。

(3)张口困难,牙齿松动:上颌窦癌向后外侧破坏骨壁可侵犯颞下窝、翼腭窝,导致张口的肌肉功能障碍,从而出现张口困难。侵犯上牙槽神经可导致牙齿麻木,侵犯牙槽骨可导致牙齿松动。

(4)鼻腔变窄,嗅觉减退:上颌窦癌向鼻腔生长可导致鼻腔变窄从而引起鼻塞、嗅觉减退。肿瘤破溃时还会导致鼻出血,合并感染后会有脓血、臭味鼻涕。

(5)听力减退,耳塞耳鸣:上颌窦癌侵犯鼻腔、咽鼓管可导致咽鼓管功能障碍,患侧的耳内气压不平衡,导致听力减退、耳闭塞感、耳鸣等相应症状。

4. 怀疑上颌窦癌需要什么检查?

怀疑上颌窦癌一般需要两方面检查:一是病变的位置与范围;一是病变的性质与来源。

影像学检查,如 CT 或磁共振,能在三维空间上清晰地显示上颌窦,可以用来确定或排除是否有病变。如果有病变,不仅可以比较清晰地显示病变的位置、范围,还能分析上颌窦及其邻近结构被破坏的情况。这是上颌窦癌临床分期、制订治疗方案的主要依据。

对于初诊患者,只要有条件应行活检术。通过病理检查尽快明确是否为肿瘤。如果是肿瘤,要确定肿瘤的性质,是良性肿瘤还是恶性肿瘤;还要判断肿瘤的来源,是常见的鳞状细胞癌,还是罕见的其他肿瘤,如腺癌、骨肉瘤、纤维肉瘤、淋巴瘤等。不同的恶性肿瘤治疗方法会有差别。

5. 上颌窦癌怎样治疗?

上颌窦癌的治疗首先强调早诊早治,最好是在无症状或还未出现不适时,就已发现并果断治疗。而一旦出现症状,必须要重视,不可犹豫、迟疑而耽误治疗。

其次,上颌窦癌的治疗讲究综合序列治疗。手术、放疗、化疗是治疗上颌窦癌的三大手段。根据病变的位置、范围、肿瘤分期、病理类型、分化程度可能采取的治疗方案会有所不同。总体而言,单一的治疗手段没有综合治疗的效果好。

由于上颌窦位置特殊,与口腔关系密切,目前在我国,上颌窦癌可以到口腔颌面外科、耳鼻咽喉头颈外科以及肿瘤专科医院的头颈外科就诊。

6. 上颌窦癌可以做手术吗?

手术是治疗上颌窦癌的主要方法,手术可以直接切除病灶。手术的方法、范围依肿瘤的位置、大小而有所不同。一些很早期的上颌窦癌可以采用内镜微创治疗,这对外观和功能的破坏是最小的。开放性手术是目前的主流选择,切除范围常可以分为上颌骨的扩大切除、全切除、次全切除等。另外,根据术前的检查和病灶的分期,可能需要同期做颈部淋巴结的清扫。上颌窦及上颌骨的切除会造成面部和眼球的塌陷、口鼻腔相通,从而造成面容损毁,影响视力,影响经口进食。此时可以运用显微外科技术,以移植组织瓣的方法,使用身体其他部位的软组织及骨组织对手术后的缺失进行修复,从而恢复功能和外形。

上颌窦癌一定要早诊早治。如果病期比较晚,肿瘤侵犯范围广,手术破坏性大,有的甚至需要摘除眼球,对患者生存质量造成巨大影响。尽管如此,手术仍然不能得到安全切缘,术后复发的比例高。这种情况下,可以选择先放疗、化疗,延长生存期的同时获得比手术更好的生存质量。

7. 上颌窦癌为什么要放疗、化疗?

由于上颌窦癌位置隐蔽,早期没有症状,出现症状后又常被延误,临床上的上颌窦癌一般不会是早期。这样的上颌窦癌只能是综合序列治疗。除了手术,放疗是必不可少的,在上颌窦癌的治疗中扮演着重要的角色,可帮助控制病情,提高生存率。术前的放疗可以缩小病灶,为手术提供便利。术后的放疗可以弥补手术安全切缘不能严格把控的缺陷。

上颌窦癌的综合序列治疗常常包括化疗,大致可分为术前诱导化疗以及同步放化疗两种方式。如果对化疗敏感,术前化疗可缩小病灶,从而有利于术中获得安全切缘。术后同步放化疗能增加放疗敏感性,从而取得更好的疗效。

综合序列治疗的治疗周期视患者其对治疗的耐受情况,以及手术后伤口的恢复情况,一般是 3~5 个月。

8. 上颌窦癌能治愈吗?

上颌窦癌由于发现时多属中晚期,目前总体 5 年生存率约为 50%。综合序列治疗对于控制病情、延长生存期、提高生活质量有非常大的帮助。

上颌窦癌的治疗难点在于很难早期发现,手术安全切缘难以把控。尽管综合治疗目前比较成熟,但是局部的复发和颈部淋巴结转移是上颌窦癌生存率难以提高的主要原因。因此,对于完成治疗的患者,一方面鼓励其尽早锻炼经口进食,注意营养均衡。另一方面,一定要定期复查,建议结束治疗后 2 年内,每 3~6 个月复查一次,以 CT 或磁共振检查为主要复查手段。如果疾病复发,不能错过早诊早治的机会。

（尚政军　张　彬　张海林）

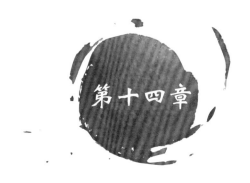

第十四章

唾液腺肿瘤

1. 什么是唾液腺肿瘤？

发生于唾液腺的肿瘤统称为唾液腺肿瘤。腺体是生物体内分泌产生液汁的组织。唾液腺就是产生唾液的腺体。人体有三对大唾液腺，分别为腮腺（图14-1）、下颌下腺和舌下腺。此外，还有不计其数的小唾液腺，位于唇、口腔和口咽的黏膜。这些大小唾液腺所在的部位均可以发生肿瘤，这就是唾液腺肿瘤。唾液腺肿瘤中，以腮腺肿瘤最常见（图14-2），其次为下颌下腺肿瘤及小唾液腺肿瘤，舌下腺肿瘤相对少见。

唾液腺肿瘤既有恶性肿瘤，也有良性肿瘤。不同部位的唾液腺发生的肿瘤，良性与恶性的比例不一样。腮腺肿

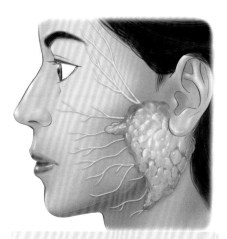

图 14-1　腮腺与面神经的位置示意图

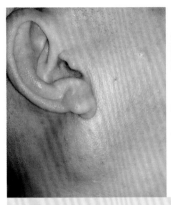
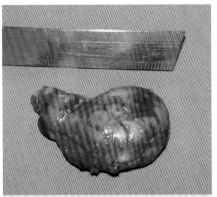

图 14-2　耳垂下方的腮腺肿瘤,切下来的肿瘤约 3cm

瘤中良性肿瘤占大多数。下颌下腺肿瘤良恶性的比例较接近,各占一半。小唾液腺肿瘤恶性多于良性,舌下腺肿瘤恶性者占绝大多数。总体上,成人唾液腺肿瘤良性多于恶性,而儿童唾液腺肿瘤恶性多于良性。

2. 唾液腺肿瘤的临床表现是什么?

唾液腺肿瘤与其他部位的肿瘤一样,表现为肿块、疼痛,如果侵犯周围的重要结构,会出现相应的症状或功能障碍。

唾液腺的良性肿瘤多为生长缓慢的无痛性肿块,常在无意中被发现,活动,无粘连,无功能障碍,表面光滑或呈结节状(图 14-3)。腮腺的良性肿瘤即使体积巨大,也不出现面瘫症状。下颌下腺的良性肿瘤常无自觉症状。舌下腺肿瘤良性比较少见。

恶性肿瘤会有疼痛症状,生长较快,呈侵袭性生长,与周围组织有粘连,甚至浸

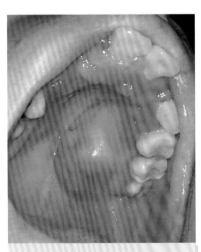

图 14-3　左侧腭部小唾液腺良性肿瘤

润神经组织并导致神经功能障碍。腮腺的恶性肿瘤,有的出现不同程度的面瘫症状,常以面瘫为主诉就诊;有的侵及皮肤,出现表面破溃;有的侵犯咬肌,导致张口受限;还有少数病例出现颈部淋巴结肿大。下颌下腺的恶性肿瘤,侵犯舌神经时出现舌痛及舌麻木,舌下神经受累时出现舌运动受限,伸舌偏向患侧,也可出现舌肌萎缩及舌肌震颤。

3. 为什么有的唾液腺癌像良性肿瘤?

唾液腺肿瘤的种类非常多,按近期的一种分类方法,仅上皮性肿瘤就有25类,9类腺瘤,16类癌。唾液腺肿瘤既有良性肿瘤,也有恶性肿瘤。有的恶性肿瘤与良性肿瘤差不多,也可以表现为生长缓慢的无痛性肿块,常无意中被发现,能活动,无粘连,也无功能障碍。有的在手术时医生即可识别。有的只能在术后病理检查才能确定。这类恶性肿瘤常被称为低度恶性肿瘤。它具有两面性,如果早诊早治,表现为良性肿瘤的特点,不转移,复发少;如果延误治疗,凸显恶性肿瘤的本质,威胁生命。因此,怀疑唾液腺肿瘤时,一定要找专业医生,早诊治,不能拖延。

4. 怀疑唾液腺肿瘤要进行哪些检查?

在唾液腺所在的区域,特别是腮腺、下颌下腺,出现肿块等表现怀疑为肿瘤时,一般还要行相应的检查,了解肿瘤的样子、确定肿瘤的性质,才能拟定治疗方案。

了解肿瘤的样子,以影像学检查为主,例如 B 超、CT、MRI、PET-CT 等。这些检查方法能在立体空间上评估病变,回答以下问题:有无肿瘤? 有几个肿瘤? 肿瘤有多大? 肿瘤的边界是清楚的还是模糊的? 肿瘤与周围结构的关系是什么? 是在唾液腺的里面还是在唾液腺的外面? 根据这些信息,也可以推测肿瘤是良性的还是恶性的。

确定肿瘤的性质就是确定肿瘤是良性还是恶性。这需要取病变组织,送病理科检查,由病理科医生来分析,并出具报告。来源于腮腺、下颌下腺的肿瘤,常用细针吸细胞学检查。采用外径为 0.6~0.9mm 的细针,刺入病变,吸取出病变的细胞进行检查,从而确定肿瘤的良恶性。当然,也可以区分"假肿瘤",例如炎症、血管畸形,从而避免不必要的手术。

5. 多形性腺瘤有什么特点?

多形性腺瘤又名混合瘤,在唾液腺肿瘤中最常见。它由肿瘤性上皮组织,黏液样、软骨样间质所组成,因而获名多形性腺瘤、混合瘤。也可能与容易复发、可能恶变的特点有关。

多形性腺瘤容易复发的原因可能与肿瘤包膜的特点有关系,例如:包膜常不完整,包膜中有瘤细胞,包膜与瘤体之间的黏着性较差,容易与瘤体分离等。

多形性腺瘤容易恶变与时间有关,越久越危险。有报告指出,多形性腺瘤存在 5 年的癌变危险率约为 1.5%,存在 15 年以上的癌变危险率可达 9.5%。恶变时,肿瘤的样子也随之改变,本来是缓慢生长,无自觉症状的,恶变后生长将加速,并伴有疼痛或面瘫等症状。

6. 多形性腺瘤为什么要早治疗?

多形性腺瘤的特点是容易复发、可能恶变,所以一定要早治疗。治疗的唯一方法是手术切除,是在肿瘤包膜外的正常组织里完整切除肿瘤。切除腮腺肿瘤应保留面神经。切除下颌下腺肿瘤应把下颌下腺一并切除。肿瘤的病史越长,肿瘤就越大,手术范围也越大,也就越容易复发。特别是当腮腺的多形性腺瘤紧贴面神经时,不得不为了保存面神经而紧贴肿瘤的包膜剜除肿物,可能发生术中肿瘤破裂,造成肿瘤在术区内多点多处复发,专业术语叫种植性复发,表现为多发性结节。一旦发生恶变,癌细胞快速增殖,突破包膜,边界不清,甚至发生转移。所以,唾液腺所在的区域出现肿块,要尽早诊治。这些肿块,可能就是多形性腺瘤,要趁肿瘤较小,还没有变成癌,就把它彻底切除了。

7. 判断腮腺沃辛瘤的依据是什么?

沃辛瘤,是 Warthin tumor 的音译词,病理名称是乳突状淋巴囊腺瘤,也叫腺淋巴瘤,是发生于腮腺的常见良性肿瘤。

沃辛瘤的特点是:男性中老年人为主;有吸烟史;多位于耳朵前下方的腮腺下极;肿瘤的大小会变化,有时大有时小;肿瘤光滑、软、圆,像汤圆;肿瘤可以是多个,或双侧腮腺都有肿瘤,或一侧腮腺出现多个肿瘤。根据这些特点,通过问诊和触诊即可诊断。

与多形性腺瘤一样,沃辛瘤也需要手术切除。由于肿瘤常位于腮腺后下极,术中需切除腮腺后下部及其周围的淋巴结。

8. 黏液表皮样癌的好发部位是哪里?

黏液表皮样癌是常见的唾液腺恶性肿瘤。其发生的部位以腮腺居多,其次是腭部的小唾液腺和下颌下腺,也可发生于其他小唾液腺,特别是磨牙后区,也就是下颌智齿后方的区域(图 14-4)。

黏液表皮样癌分为高分化和低分化两类。高分化黏液表皮样癌呈无痛性肿块,生长缓慢,可以认为是低度恶性肿瘤。肿瘤体积大小不等,边界清或不清,质地中等偏硬,表面呈结节状。位于腭部及磨

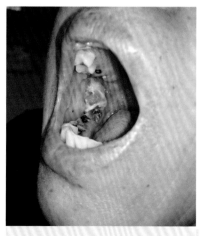

图 14-4　颊部黏液表皮样癌

牙后区的高分化黏液表皮样癌，有时可呈囊性，表面黏膜呈浅蓝色，应与囊肿相鉴别。低分化黏液表皮样癌生长较快，可有疼痛，边界不清，与周围组织粘连，腮腺肿瘤常累及面神经，淋巴结转移率较高，且可出现血行转移。

　　黏液表皮样癌无论发生在哪里，无论是高分化还是低分化，都必须尽早手术治疗。尤其是低分化黏液表皮样癌，如果不能早治疗，手术时除了局部扩大切除，还需要做颈淋巴清扫术，术后要配合放疗。治疗后，还容易复发转移，预后比较差。高分化的黏液表皮样癌，如果不是拖延得太久，单纯的手术治疗即可成功治愈。

9. 腺样囊性癌为什么容易复发？

　　腺样囊性癌也是常见的唾液腺恶性肿瘤。根据组织学形态，可以分为腺样/管状型及实性型。腺样囊性癌的好发部位是腭部小唾液腺（图 14-5，图 14-6）及腮腺，其次为下颌下腺。舌下腺的肿瘤比较少，但以腺样囊性癌常见。

　　腺样囊性癌必须要早发现，并尽早手术，否则治疗非常棘手。腺样囊性癌局部侵袭能力极强，与周围组织无界限，肉眼看来是正常的组织，在显微镜下

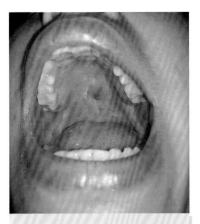

图 14-5　腭部小唾液腺的腺样囊性癌，表现为小肿物，肿物表面小血管扩张

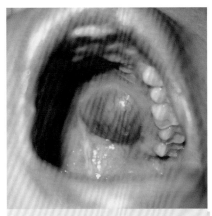

图 14-6　腭部小唾液腺的腺样囊性癌，表现为肿物

常见瘤细胞浸润,有时甚至可以呈跳跃性。而且,癌细胞容易顺神经扩散产生相应的神经症状,还容易入血远行造成远处的肿瘤转移。腺样囊性癌的癌细胞可以沿骨髓腔浸润,侵犯骨组织,却在 X 线片上无骨质破坏的表现。源于下颌下腺和舌根部小唾液腺的腺样囊性癌,还有较高的颈部淋巴结转移率,手术时除了切除原发灶,还应行颈淋巴清扫术。腺样囊性癌术后配合辅助放疗,可以降低术后复发率,但单纯放疗不能根治。

除实性型外,大部分腺样囊性癌,包括肺部的腺样囊性癌转移灶,进展很缓慢。所以,即使身上的腺样囊性癌癌灶无法根除,甚至转移到肺部,患者依然有希望长期生存。

10. 为什么说腺泡细胞癌是低度恶性肿瘤?

腺泡细胞癌在唾液腺恶性肿瘤中较常见。除黏液表皮样癌、腺样囊性癌、腺泡细胞癌外,其他的唾液腺恶性肿瘤甚为罕见。

腺泡细胞癌男女均可发病,40~60 岁人群多见,女性较男性多见。腺泡细胞癌病程较长,从几个月到数十年不等。常表现为无痛性肿块,实性,圆形,可有结节,中等质地或稍偏硬,与皮肤无粘连,类似多形性腺瘤,偶尔有疼痛和面神经受累等典型的恶性肿瘤表现,少有转移。所以,腺泡细胞癌被归为低度恶性肿瘤。

虽然是低度恶性,但本质是癌,必须要早治疗。治疗的方法是手术切除。如果不能早治疗,任由肿瘤发展,也会发生颈部淋巴转移,需要考虑做颈淋巴结清扫术。

11. 为什么有的腮腺肿瘤不做扩大切除?

面神经及其分支走行于腮腺中,面神经支配人的表情运动,面神经损伤会出现面瘫,表现为额纹消失、睁眼无力、闭眼不全、口角歪斜,严重影响面容美观以及生活质量。腮腺的良恶性肿瘤常常与面神经关系密切,为了保护面神经的功能,腮腺肿瘤不能进行扩大切除。只有少数腮腺的恶性肿瘤,术前已有面神经受累的症状,或者术中发现面神经被肿瘤侵犯变性,才会切除部分面神经,完成扩大切除。

12. 为什么有的颅底肿瘤需要口腔颌面外科诊治?

颅底肿瘤与腮腺肿瘤一样,是按部位命名的肿瘤。颅底是指脑的底部,与脑隔着一层骨头,包括颞下窝、咽旁间隙等区域。该区域位于面部的深面、下颌骨的内侧、上颌骨的后外方。因而,部分手术是从颈部开口或从口腔进入。如果从口腔进入,常用的方法是切开嘴唇、离断下颌骨的手术入路。像身体的其他部位一样,颅底也可发生多种类型的肿瘤及瘤样病变,其中包括最常见的颅底肿瘤——腮腺深叶肿瘤。所以,推荐这些部位的颅底肿瘤到口腔颌面外科诊治。

13. 腮腺肿瘤切除手术可能出现的并发症有哪些?

腮腺肿瘤切除术后可能出现的并发症有面瘫、涎瘘、味觉性出汗综合征等。

面瘫是以颜面表情肌群的运动功能障碍为主要特征的常见病。面瘫的典型症状是:静态时患侧额纹消失或减少,鼻唇沟变浅或消失,口角歪斜,偏向健侧;动态时患侧抬额头无力或不能抬额头,皱眉无力或不能皱眉,眼睑不能完全闭合,不能耸鼻,鼓腮漏气或不能鼓腮,噘嘴、微笑及大张口时口角歪斜。

涎瘘是指唾液不经导管系统排入口腔,流向面颊皮肤表面或蓄积于手术区域内。预防和治疗涎瘘的方法是加压包扎,避免进食酸性或刺激性食物,对于腺体分泌功能较强的患者,可同时使用胆碱能受体拮抗剂阿托品,以限制唾液分泌。

　　味觉性出汗综合征又称耳颞神经综合征。表现为进食时,手术后的腮腺区皮肤出汗和潮红现象。本病主要发生于腮腺手术后。病因可能是分布于腮腺的副交感神经纤维、分布于汗腺及皮肤血管的交感神经纤维,在手术时被切断,术后两组神经断端发生迷走或错向的交叉再生联合,导致支配味觉分泌的神经纤维长入支配汗腺及皮肤的神经纤维中。于是,当患者的味觉受到刺激时,就出现皮肤出汗潮红。

(于　尧　彭　歆)

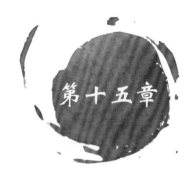

第十五章

口腔颌面部其他肿瘤

一、头颈部皮肤癌

1. 面部皮肤也会得皮肤癌吗？

面部的最外层是皮肤。既然是皮肤，就会得皮肤癌。皮肤的组织细胞多种多样，除了上皮，还有淋巴、血管、神经、汗腺等。相应地，发生的恶性肿瘤也多种多样。其中，最常见的是基底细胞癌。其他的皮肤癌还有鳞状细胞癌、淋巴瘤、黑色素瘤、隆突性皮肤纤维肉瘤（图15-1）、皮脂腺癌等。

2. 为什么皮肤癌应尽早诊治？

皮肤恶性肿瘤虽然防不胜防，但无论是发生在哪里的癌症，只要能足够早地发现，早诊早治，就能有较高的治愈率或预后良好。发生在面部皮肤的皮肤肿瘤，因其位置很表浅，容易被发现。可是，大部分人不知道癌也会发生在面部皮肤,出现了皮肤癌,未到正规医疗机构及时就医,却道听途说,自行诊治,涂、擦、刮、刺、盖、烧、揉、抠等。不仅无效,反而刺激癌细胞侵袭甚至转移,延误了治疗,甚至有生命危险。

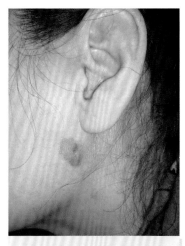

图 15-1　位于耳垂前下方的隆突性皮肤纤维肉瘤

3. 基底细胞癌有什么特点?

基底细胞癌是最常见的皮肤癌。好发年龄是 50 岁以上,好发部位是面部皮肤。基底细胞癌属于典型的低度恶性肿瘤,转移较罕见。初起多为增厚的小块,溃疡不明显,结痂,生长速度非常缓慢,病史超过三五年甚至七八年者常见。但基底细胞癌毕竟是癌,具有癌的本质特征——侵袭性,可向周围浸润,破坏邻近的任何结构。

二、淋　巴　瘤

1. 淋巴瘤也是癌吗?

淋巴瘤是来源于淋巴系统的恶性肿瘤。这里所说的淋巴系统包括两种,一种是大家常听说的淋巴结;另外一种是淋巴组织,就是淋巴结以外的组织,比如分布于全身的淋巴管、淋巴细胞,以及扁桃体、脾脏、胸腺、胃肠道黏膜、皮肤的淋巴组织等。显然,口腔颌面部既有淋巴结又有淋巴组织,因而是淋巴瘤的发病部位。

霍奇金于 1832 年首先发现淋巴瘤,在很长一段时间其被称为霍奇金病。

后来根据组织形态的不同,将淋巴瘤分为霍奇金淋巴瘤和非霍奇金淋巴瘤。非霍奇金淋巴瘤相对常见。

我国淋巴瘤的发病年龄高峰是 31~40 岁,而欧美国家则是 20~30 岁及 50 岁以上多见。淋巴瘤发病率近年来呈上升趋势,发病年龄有年轻化的趋势,发达国家发病率高于发展中国家,城市发病率高于农村。

2. 淋巴瘤有什么特点?

淋巴瘤的主要特点是淋巴结肿大,其首发症状主要为浅表淋巴结肿大,受累淋巴结多见于颈部,也可见于腋下、腹股沟等处。

淋巴瘤的早期往往表现为孤立的肿大淋巴结,无痛、光滑、质韧、均匀、活动度良好。随着病情进展,淋巴结可发生融合,进行性增大,与皮肤粘连,活动度变差,形成溃疡。少数情况下,进行抗感染治疗肿大淋巴结也会一度缩小,而后又变大,造成"淋巴结发炎"的假象。淋巴瘤出现淋巴结肿大之前或肿大的同时,可伴有发热、瘙痒、盗汗、体重减轻等局部和全身症状,部分患者还会出现贫血。

3. 怎样防治淋巴瘤?

预防疾病必须要知道疾病的病因或危险因素。淋巴瘤的病因至今尚未完全明确,推测生物学因素(如 EB 病毒、人类免疫缺陷病毒、幽门螺杆菌感染)、免疫缺陷、环境理化因素(如化学制剂、辐射、烟草和酒精)、遗传因素等是该肿瘤发病的危险因素。目前还没有好的办法可预防淋巴瘤的发生,只能把重点放在早期发现、早期诊断、早期治疗。

淋巴瘤的主要特点、首发症状是淋巴结肿大。在口腔颌面部,如果出现不断变大的淋巴结,特别是颈部的肿大淋巴结,要及时找口腔颌面外科医生诊查。口腔颌面部以外的部位出现淋巴结肿大,可以到综合医院的血液内科、肿瘤科或肿瘤专科医院的淋巴瘤专科就诊。医生会根据临床检查,B超、CT、MRI等影像学检查结果,决定是否需要病理检查,比如穿刺活检、切取活检等,以明确诊断是否为淋巴瘤。

4. 脸上摸到的肿大淋巴结会是淋巴瘤吗?

很多人在口腔颌面部可以触摸到"肿大"的淋巴结,最常见的有两组,分别位于下颌骨下缘的上方和下方,因此获名下颌上淋巴结和下颌下淋巴结,约为黄豆大小,活动性好。这一般是正常的淋巴结,淋巴瘤的概率很小,可以观察。

位于口腔颌面部的淋巴结,特别是下颌下淋巴结肿大的原因有可能与口腔内的感染有关。建议定期口腔检查,及时去除口腔内的可疑感染灶,例如阻生智齿、牙齿残根等;定期口腔洁治,清除牙石,减轻牙龈炎与牙周炎的症状。

无论是下颌下淋巴结还是下颌上淋巴结,如果超过花生米大小,且持续增大,建议尽早到口腔颌面外科诊查。

5. 淋巴瘤好治吗?

淋巴瘤和白血病一样属于全身性疾病,颌面部的淋巴结肿大是这种疾病的局部表现。目前淋巴瘤的主要治疗方案是以放疗和化疗为主,手术治疗、靶向治疗等为辅的综合序列治疗。因此,经由口腔颌面外科诊断的淋巴瘤,还要到综合医院或肿瘤专科医院的淋巴瘤专科进一步会诊、治疗,明确淋巴瘤的病理亚型和准确的分期,以此为依据,制订综合序列治疗的方案。

淋巴瘤的总体5年生存率为50%~60%。不同亚型淋巴瘤的治疗效果相差甚大。此外,很多研究表明,淋巴瘤的预后和患者年龄,肿块大小,淋巴结外受累、病变受累部位,乳酸脱氢酶指标,临床分期等有关。

三、肉　　瘤

1. 肉瘤也是癌吗?

肉瘤与淋巴瘤一样,是恶性肿瘤。肉瘤的来源是骨、脂肪、肌肉等组织。这些组织在医学上称为间叶组织。间叶组织来源的恶性肿瘤就是肉瘤。

肉瘤患者以年轻人为主,发病部位几乎遍及全身。多数肉瘤属于高度恶性肿瘤,发展迅猛,预后很差。与其他恶性肿瘤一样,手术、放疗、化疗是治疗肉瘤的主要技术手段,综合序列治疗是根本策略。治疗的难度与费用、影响与效果等,取决于能否早期发现,是否及时治疗。因此,口腔颌面部出现了异常变化,要尽早就医。若疑为肉瘤,要果断、尽快寻求专业医生团队的治疗。各种所谓的"保守治疗",无法治愈该病,等同于放弃治疗。

2. 头颈部常见的肉瘤有哪些?

根据其组织来源,肉瘤可分为两大类:骨肉瘤和软组织肉瘤。在头颈部,骨肉瘤多见于下颌骨、上颌骨。软组织肉瘤以纤维肉瘤、恶性纤维组织细胞瘤最常见,其次为横纹肌肉瘤,另有其他罕见的病理亚型,例如脂肪肉瘤、神经纤维肉瘤、嗅神经母细胞瘤、血管肉瘤、卡波西肉瘤、平滑肌肉瘤、滑膜肉瘤以及腺泡状软组织肉瘤等。

相对于上皮细胞来源的鳞状细胞癌,无论是软组织来源的肉瘤,还是骨肉瘤,发病率都相对较低,致病因素不明,起病部位比较深,以无痛性肿块为主,病变表面皮肤或黏膜常看不出有什么变化,且影像学表现与良性肿瘤相似。因此,早期诊断更加困难。

3. 软组织肉瘤有什么表现？

发生于头颈部的软组织肉瘤的病变通常表现为无痛性软组织肿块(图 15-2)。发生于面部，因外形改变影响美观、容貌；发生于口腔，因团块占位影响进食、语音。软组织肉瘤也可以出现在颈部，多向外膨胀性生长。随着病情的发展，软组织肉瘤可出现溃疡、溢液、出血，侵袭周围正常组织后引起一系列功能障碍，如呼吸不畅、张口受限和牙关紧闭等。与鳞状细胞癌不同，软组织肉瘤一般较少发生区域淋巴结转移，但较常发生远处血行转移。最常见的是肺转移，其次是脑、骨转移等。

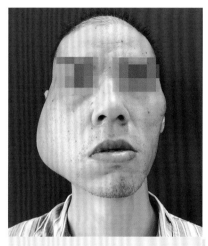

图 15-2 右腮腺咬肌区横纹肌肉瘤

由于软组织肉瘤早期多表现为无痛性肿块，且影像学表现与良性肿瘤相似，对来自深部的软组织肉瘤，如咽旁及舌根应在行 CT 及 MRI 检查之后采用活检以明确病理诊断，并指导后续治疗。

4. 软组织肉瘤如何治疗？

对大部分软组织肉瘤来说，早发现、早诊断，早期扩大切除病灶是最可能治愈疾病的。扩大切除后的遗留缺损，可以用移植组织瓣的方法修复。

软组织肉瘤的淋巴结转移率较低，而远处血行转移率较高。因此，在没有明确发现淋巴结转移的情况下，一般不需要进行预防性的颈部淋巴组织清扫，但要根据术后病理结果和肿瘤分期决定是否需要进行辅助的肿瘤综合治疗，例如化疗、靶向治疗、免疫治疗。

由于软组织肉瘤的病理亚型众多,个别亚型的软组织肉瘤在局部活检明确诊断后,并不需要手术,通过化学治疗或放射治疗即可获得较好的治疗效果。因此,如果有条件,在明确诊断之后,推荐多学科团队协作,多学科专家共同讨论,确定诊疗方案。

5. 头颈部也会发生骨肉瘤吗?

骨肉瘤是最常见的骨源性恶性肿瘤,虽以四肢长骨发病为主,但头颈部骨肉瘤也不少见,占全身骨肉瘤的 6%~10%,发病部位以下颌骨、上颌骨为主。

骨肉瘤的人群年发病率约为 1/10 万,属于相对常见的恶性肿瘤。好发年龄是 18 岁左右。骨肉瘤是较常见的发生于 20 岁以下的青少年或儿童的一种恶性骨肿瘤,在小儿骨恶性肿瘤中最多见,约为小儿肿瘤的 5%。在头颈部,骨肉瘤的好发年龄相对较大,为 30~40 岁。

骨肉瘤病因不明,局部大剂量放射线是目前已知且较为公认的可导致骨肉瘤的致病因素。*Rb* 基因等一系列抑癌基因突变也可以在一定程度上诱发骨肉瘤。骨纤维异常增值症、骨化性纤维瘤、Paget 病等部分骨源性疾病也有一定概率成为骨肉瘤发病的基础。

6. 骨肉瘤有什么表现?

在头颈部,上颌骨或下颌骨肿物是大部分骨肉瘤患者共有的最初症状,肿物在出现后会迅速增大且不会自行消失,并常伴有持续性剧烈疼痛。部分患者还可因为肿瘤对周围组织器官的侵犯而出现张口受限、下唇或面部皮肤麻木等症状。如果不及时进行治疗,发展至肿瘤晚期还会出现发热、不适、体重下降、贫血等表现。头颈部骨肉瘤的恶性程度高,常通过血液循环向其他脏器转移,以肺部转移为主。

影像学检查对于头颈部骨肉瘤的诊断非常重要。颌面部 CT 检查是最主要的检查方法,典型的表现是病变区域既有新骨生成又有骨破坏。PET-CT 还可以帮助医生判断肿瘤是否存在远处转移(图 15-3)。

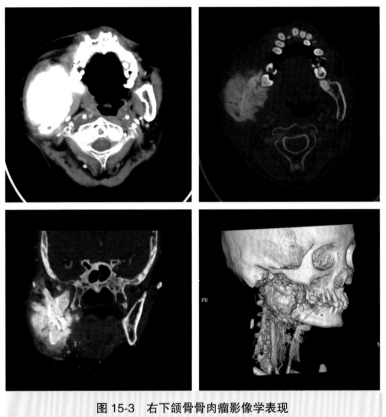

图 15-3　右下颌骨骨肉瘤影像学表现

7. 骨肉瘤怎样诊治?

如果怀疑颌面部骨肉瘤,应第一时间至正规医院明确诊断。活检 - 病理检查是唯一可对肿瘤进行确切诊断的方法。

手术是治疗头颈部骨肉瘤的主要方式,肿瘤的完整切除对于患者预后至关重要。手术前后进行辅助化疗能够有效防止肿瘤的远处转移。某些晚期肿瘤患者,如果难以做到一定安全距离下扩大切除肿瘤的话,手术后进行放疗可以降低肿瘤局部复发的风险。因此,对已经确诊骨肉瘤的患者,治疗方案最好是由多学科医生共同制订。头颈部骨肉瘤的总体 5 年生存率为 20%~60%。

四、黑色素瘤

1. 什么是黑色素瘤?

黑色素瘤是一种皮肤或黏膜基底层的黑色素细胞发生恶性转变形成的一类高度恶性肿瘤。黑色素瘤的发病情况与人种有关。白种人多见的是皮肤恶性黑色素瘤,与日光中紫外线的照射有关;而黄种人的恶性黑色素瘤则以黏膜病变为主,病因及发病机制不明。

口腔黏膜是黑色素瘤的常见部位,腭部和牙龈黏膜最容易发生(图 15-4),呈蓝黑色斑块或结节状肿块,表面常破溃,生长迅速,常向四周扩散。发生于牙龈、腭部的黑色素瘤,由于肿瘤侵犯牙槽突、颌骨、肌肉等,可导致牙齿松动、脱落、张口受限、疼痛等。黑色素瘤早期即可发生广泛的淋巴结转移,其转移率高达70%,40% 的患者可发生肺、肝、脑等部位的远处转移。

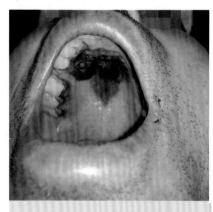

图 15-4 腭部黑色素瘤

2. 如何防治口腔黏膜黑色素瘤?

与其他口腔癌一样,口腔黏膜黑色素瘤的预防与早期治疗很重要。

口腔黏膜黑斑，尤其是发生在牙龈、腭部的单个黑斑，应积极至医院找口腔颌面外科医生或头颈外科医生就诊、切除。

与身上的皮肤痣一样，如果口腔黏膜黑斑范围异常扩大、隆起、溃疡、出血，周边出现卫星痣等异常变化，往往提示存在恶变可能，更应及时就诊并积极治疗。目前，大部分口腔黏膜黑色素瘤不能早期诊治，治疗方案多数为综合序列治疗。原发灶可结合冷冻治疗和手术扩大切除，淋巴结选择性或治疗性清扫，并辅助化疗及免疫治疗。由于其恶性程度较高，转移性较强，单一的治疗方法往往效果不佳。

3. 口腔黏膜黑色素瘤能治愈吗？

口腔黏膜黑色素瘤能否治愈，关键是在于能否早发现、早诊断、早治疗。如果能早诊断，单纯的小手术就有希望彻底治愈。如果不能早诊早治，口腔黏膜黑色素瘤的预后较差，特别是已经发生淋巴结转移或远处转移，治愈率极低。

随着近年来靶向治疗、免疫治疗的发展，白种人皮肤黑色素瘤的治愈率已显著提高。但这些方法应用于黄种人的鼻腔、口腔和直肠黏膜黑色素瘤时，疗效明显较差。因此，防治口腔黏膜黑色素瘤，应定期口腔检查，尽早发现口腔里的异常变化，尽早找专业医生诊查。

（季　彤）

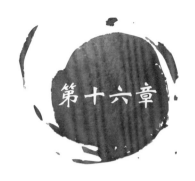

第十六章

常用术语

以下排序以名词首字汉语拼音为序

1. TNM 分期:T 指原发肿瘤的大小范围,N 指经淋巴的区域转移,M 指随血液的远处转移。

2. 癌:作为医学术语的癌是指起源于上皮组织的恶性肿瘤,例如鳞状细胞癌、腺泡细胞癌等。老百姓俗称的癌泛指恶性肿瘤,不仅包括医学术语中的癌,还包括肉瘤、淋巴瘤等。

3. 癌症复发恐惧:恶性肿瘤治疗后,患者会担心癌症复发,这是正常的。随着时间的推移,对癌症复发的恐惧会逐渐缓解。

4. 癌症侵袭:癌组织通过各种方式破坏周围正常组织结构,并分布于周围组织及其间隙的过程。或者说,与癌相邻的地方,会被癌破坏、占据,成为肿瘤的"地盘"。

5. 癌症转移:指癌细胞离开原发部位,在体内通过各种途径的转运,到达与原发部位不连续的组织继续增殖生长,并形成与原发肿瘤同样病理性质的继发肿瘤的过程。简单地说,癌症转移就是癌细胞从原发肿瘤"跑"了出来,在其他地方又"生根落户"。

6. 冰冻切片：是一种快速制片、诊断的方法。标本在低温下冻成硬块后直接切片、染色，处理步骤少，可以在30分钟内发出诊断报告，常用于手术中快速诊断，为确定下一步手术方案提供支持。缺点是诊断的准确率不如石蜡切片。

7. 病理报告：是病理科医生接收了手术标本和病理检查申请后，用显微镜分析标本中组织和细胞的特点，综合临床、影像学检查等信息书写的疾病诊断的意见。

8. 病理标本：是手术中被切除，然后送交病理检查的人体组织。

9. 病理会诊：由于病理诊断的局限性，就诊医院难以确诊或诊断意见存在争议时，患者可借出病理切片（必要时借出蜡块或白片），携带相关诊疗资料，到其他医院病理科会诊，取得病理会诊意见。病理会诊有利于临床医生综合判断病情，制订更合理的治疗方案。

10. 病理蜡块：送交病理检查的人体组织经处理后制成埋在石蜡中的标本块，可长期保存，为多种制片和检测技术提供样本。

11. 病理切片：将病变组织切成能透光的薄片，固定在专用的玻璃片上，经染色、密封后制成病理切片，在显微镜下可观察组织和细胞的形态，为病理诊断提供直接依据。

12. 唇癌：发生部位在唇红缘黏膜，不包括唇内侧黏膜（此处发生的为颊黏膜癌）和唇部皮肤（此处发生的为皮肤癌）。以鳞状细胞癌最为常见。

13. 多原发癌：是指身体内发生两种或两种以上的原发性恶性肿瘤，又称为重复癌。两种原发癌可以同时出现，也可以先后出现。前者称为同时性多原发癌，出现的时间间隔小于6个月。后者称为异时性多原发癌，出现的时间间隔大于6个月。诊断多原发癌时，必须排除转移癌或复发癌。

14. 恶性肿瘤：恶性肿瘤除了局部组织细胞的生长失去控制，异常增生之外，还具有侵袭性和转移性等特征。可起源于全身各个部位、各种组织。其中，最常见的是起源于上皮组织，称为癌，例如鳞状细胞癌、腺泡细胞癌。起源于间叶组织的恶性肿瘤称为肉瘤,例如骨肉瘤、纤维肉瘤。有少数恶性肿瘤不按上述原则命名,如淋巴瘤、肾母细胞瘤、恶性畸胎瘤等。

15. 放疗:是放射治疗的简称,是目前治疗恶性肿瘤的主要手段之一,是一种局部治疗方法。它是以放射性同位素产生的射线或各类 X 射线治疗机、加速器产生射线及粒子束等治疗肿瘤。

16. 黑色素瘤:是由黑色素痣细胞恶变而来,容易发生区域淋巴转移和远处血行转移,是一种高度恶性肿瘤。最好的治疗方法是早期发现、手术切除。

17. 缓和医疗:又称舒缓医疗、安宁疗护、姑息医学,是在重视生命的同时,承认死亡是不可回避的正常过程,不加速死亡也不延后死亡,不让患者消极地等待生命终结,也不主张不惜一切代价救治,而是努力解除临终痛苦,显著改善生活质量与生命质量,给生命的最后旅程以尽可能的尊严、舒适、宁静。

18. 活检:是活体组织检查的简称,是肿瘤诊断的"金标准"。从患者身体上取出病变组织,把它制作成薄片并染色,固定在透明的小玻璃片中,然后由专业的医生用显微镜观察,对病变进行相应的分析、判断,以确定病变是否为肿瘤,以及肿瘤的名称、来源。

19. 颊癌:原发部位在口腔的上下颊沟之间,翼下颌韧带之前,包括上下唇内侧黏膜。颊癌是一种常见的口腔癌,组织类型以鳞状细胞癌为主。咀嚼槟榔是颊癌的主要危险因素。

20. 淋巴瘤:是一种恶性肿瘤,来源于淋巴系统,在头颈部以无痛性淋巴结肿大为主要表现,也可表现为溃疡、肿块。根据瘤细胞分为非霍奇金淋巴瘤(NHL)和霍奇金淋巴瘤(HL)两类。前者发病率远高于后者。

21. 免疫组织化学染色:一种病理科广泛使用的辅助诊断方法,是利用抗原和抗体特异性结合的特点,检测标本中是否含有一些特别的蛋白质,从而确定肿瘤的类型。

22. 口底癌:发生在舌与下颌骨之间 U 形区域的恶性肿瘤,以鳞状细胞癌为主。其危险因素是吸烟与饮酒。

23. 口腔癌:发生在口腔的恶性肿瘤统称为口腔癌,是一类能够预防、易于控制,却常被疏忽的致命性疾病。

24. 口咽癌:发生于舌根、软腭、扁桃体及其后方的咽旁侧壁、咽后壁的恶性肿瘤的总称。口咽癌发生的危险因素、发生机制、治疗方法和生存预后与口腔癌有明显区别。

25. 区域淋巴转移:区域淋巴转移是肿瘤最常见的转移方式。癌组织内有淋巴管,癌细胞穿过淋巴管的管壁,进入淋巴管中,并随淋巴液被带到附近的淋巴结,最后在淋巴结内生长形成癌组织。发生在口腔黏膜的鳞状细胞癌容易出现颈部淋巴结肿大,肿大的淋巴结里可能就有癌组织。

26. 肉瘤:间叶来源的恶性肿瘤称为肉瘤,包括软组织肉瘤和骨肉瘤。

27. 上颌窦癌:发生于上颌窦的恶性肿瘤统称为上颌窦癌。其中,90% 为发生于上颌窦内黏膜上皮的鳞状细胞癌,以中低分化程度多见。

28. 舌癌:是出现在舌体的恶性肿瘤的总称,以鳞状细胞癌为主。

29. "四道":癌症晚期患者向亲朋好友道爱、道歉、道谢、道别。作为患者的亲朋好友向患者道爱、道歉、道谢、道别,并尽可能帮助患者做到这些,简称"四道"。

30. 味觉性出汗综合征:又称耳颞神经综合征,表现为进食时,手术后的腮腺区皮肤出汗和潮红现象。

31. 涎瘘:是指唾液不经导管系统排入口腔而流向面颊皮肤表面或蓄积于手术区域内。

32. 牙龈癌:是出现在牙龈上的恶性肿瘤,以鳞状细胞癌为主。刚出现时,容易被患者与医生误以为牙龈炎或牙周炎。

33. 疑似口腔癌:口腔中新出现的颜色、形状、质地变化,感觉、功能异常等,时间超过 2 周未见减轻的,可以认为是疑似口腔癌,要找专业医生诊查。如果是口腔癌,应尽早治疗。

34. 预后:预测疾病的可能病程和结局,预后是针对患者群体而不是个人。

35. 远处血行转移:是癌细胞扩散的一种常见途径。癌组织中有血管,有些种类的癌细胞能直接侵入小血管,进入血液中。这些进入血液的癌细胞在血流中漂泊移动,一般不能存活,但也有癌细胞会停留并能穿过血管壁,进入周围的正常组织,不断生长,变成一个转移灶。

36. 肿瘤:是机体长期在内外因素作用下,发生基因突变,局部组织细胞的生长失去控制、异常增生而形成的新生物。肿瘤分为良性肿瘤和恶性肿瘤两大类。

37. 肿瘤分级:恶性肿瘤需要分级,可以用低级、中级、高级或 1 级、2 级、3 级等表示,级别越高,恶性程度越高。恶性肿瘤的分化程度与恶性程度正好相反,分化程度越高,恶性程度越低。

38. 肿瘤类型:是按照肿瘤组织与哪种正常组织最相似,对肿瘤进行分类。不同类型的肿瘤,其生长特点和治疗方法不尽相同。

39. 综合序列治疗:用多种不同的治疗方法按一定的时间要求治疗某一疾病,称为综合序列治疗。

55枪